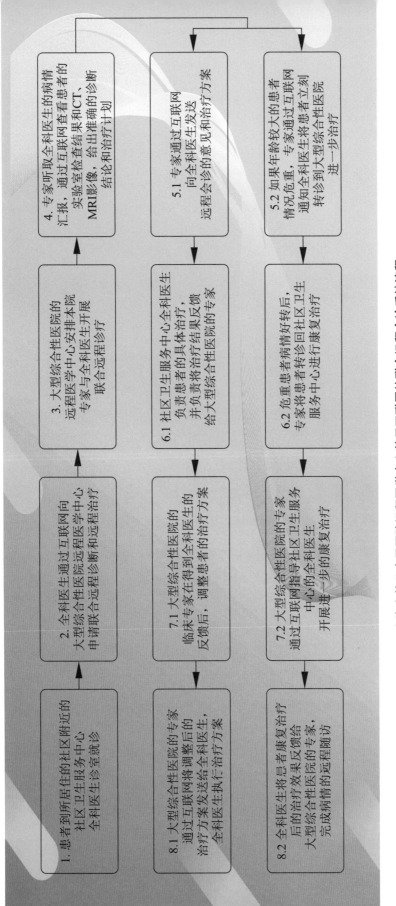

上海市第八人民医院远程医学中心基于互联网的联合远程会诊系统流程

1. 患者到所居住的社区附近的社区卫生服务中心全科医生处就诊

2. 全科医生通过互联网向大型综合性医院远程医学中心申请联合远程诊疗

3. 大型综合性医院的远程医学中心安排本院专家与全科医生开展联合远程诊疗

4. 专家听取全科医生的病情汇报，通过互联网查看患者的实验室检查结果和CT、MRI影像，给出准确的诊断结论和治疗计划

5.1 专家通过互联网向全科医生发送远程会诊的意见和治疗方案

5.2 如果年龄较大的患者情况危重，专家通过互联网通知全科医生将患者立刻转诊到大型综合性医院进一步治疗

6.1 社区卫生服务中心全科医生负责患者的具体治疗，并负责将治疗结果反馈给大型综合性医院的专家

6.2 危重患者病情好转后，专家将转诊患者转诊回社区卫生服务中心进行康复治疗

7.1 大型综合性医院的临床专家在得到全科医生的反馈后，调整患者的治疗方案

7.2 大型综合性医院的专家通过互联网指导社区卫生服务中心的全科医生开展进一步的康复治疗

8.1 大型综合性医院的专家通过互联网将调整后的治疗方案发送给全科医生，全科医生执行治疗方案

8.2 全科医生将患者康复治疗后的治疗效果反馈给大型综合性医院的专家，完成病情的远程随访

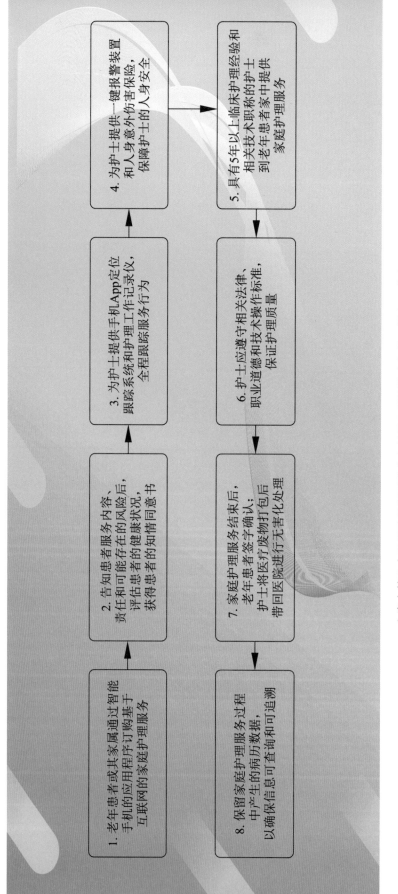

1. 老年患者或其家属通过智能手机的应用程序订购基于互联网的家庭护理服务

2. 告知患者服务内容、责任和可能存在的风险，评估患者的健康状况，获得患者的知情同意书

3. 为护士提供手机App定位跟踪系统和护理工作记录仪，全程跟踪服务行为

4. 为护士提供一键报警装置和人身意外伤害保险，保障护士的人身安全

8. 保留家庭护理服务过程中产生的病历数据，以确保信息可查询和可追溯

7. 家庭护理服务结束后，老年患者签字确认；护士将医疗废物打包后带回医院进行无害化处理

6. 护士应遵守相关法律、职业道德和技术操作标准，保证护理质量

5. 具有5年以上临床护理经验和相关技术职称的护士到老年患者家中提供家庭护理服务

上海市第八人民医院远程医学中心基于互联网的上门护理服务系统流程

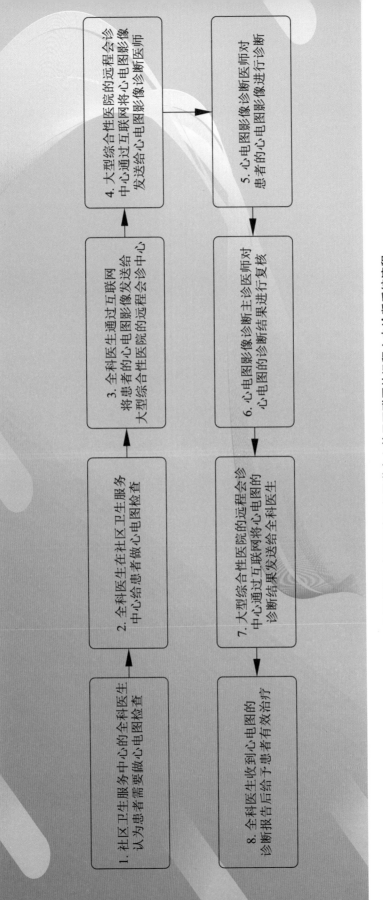

1. 社区卫生服务中心的全科医生认为患者需要做心电图检查

2. 全科医生在社区卫生服务中心给患者做心电图检查

3. 全科医生通过互联网将患者的心电图影像发送给大型综合性医院的远程会诊中心

4. 大型综合性医院的远程会诊中心通过互联网将心电图影像发送给心电图影像诊断医师

5. 心电图影像诊断医师对患者的心电图影像进行诊断

6. 心电图影像诊断主诊医师对心电图的诊断结果进行复核

7. 大型综合性医院的远程会诊中心通过互联网将心电图的诊断结果发送给全科医生

8. 全科医生收到心电图的诊断报告后给予患者有效治疗

上海市第八人民医院远程医学中心基于互联网的远程心电诊断系统流程

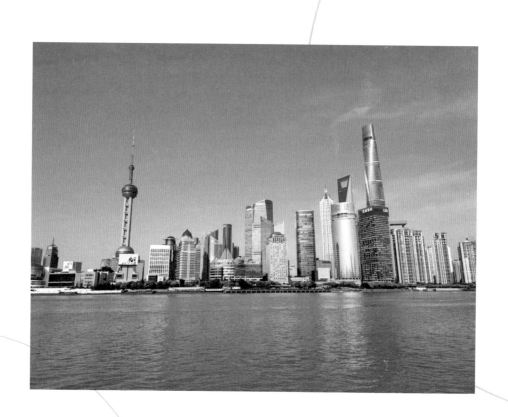

MODERN TELEGERIATRICS
当代远程老年医学

龚宇 主编

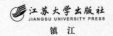
江苏大学出版社
JIANGSU UNIVERSITY PRESS
镇 江

图书在版编目(CIP)数据

当代远程老年医学 / 龚宇主编. — 镇江：江苏大
学出版社，2023.6
ISBN 978-7-5684-1988-8

Ⅰ. ①当… Ⅱ. ①龚… Ⅲ. ①远程医学－老年病学
Ⅳ. ①R592

中国国家版本馆 CIP 数据核字(2023)第 084559 号

当代远程老年医学
Dangdai Yuancheng Laonian Yixue

主　　编/龚　宇
责任编辑/李经晶
出版发行/江苏大学出版社
地　　址/江苏省镇江市京口区学府路 301 号(邮编：212013)
电　　话/0511-84446464(传真)
网　　址/http://press.ujs.edu.cn
排　　版/镇江市江东印刷有限责任公司
印　　刷/江苏凤凰数码印务有限公司
开　　本/710 mm×1 000 mm　1/16
印　　张/8.5　插页 4 面
字　　数/155 千字
版　　次/2023 年 6 月第 1 版
印　　次/2023 年 6 月第 1 次印刷
书　　号/ISBN 978-7-5684-1988-8
定　　价/48.00 元

如有印装质量问题请与本社营销部联系(电话：0511-84440882)

目录

第一章　我国远程医学发展概况

　　我国远程医学事业从 20 世纪 80 年代开始启动，经历了由小到大、由点到面、由简陋到逐步完善，以及由追赶发达国家远程医学的先进技术直至在远程医学的技术、方法和规模方面逐个弯道超车，全面超越发达国家的过程。目前，第五代移动通信技术已经广泛应用于我国远程医学临床工作中，创造了具有中国特色的远程医学发展模式。

　　我国医学界的广大临床医务工作者，从 20 世纪 80 年代开始从事远程医学工作。1995 年上海教育科研网、上海医科大学（现上海复旦大学上海医学院）远程会诊项目启动，并成立了远程医疗会诊研究室。1997 年中国人民解放军总医院成立远程医学中心。1998 年中日友好医院成立远程医学中心。国家卫生健康委员会（以下简称国家卫健委）、国家中医药管理局高度重视远程医学和"互联网+医疗健康"工作，积极推动远程医学事业的发展，2014 年 8 月国家卫生计生委（现国家卫健委）公布的《关于推进医疗机构远程医疗服务的意见》中，按照实施主体将远程医疗分为两类，一类是一方医疗机构运用通信、计算机和网络技术向另一方医疗机构的患者提供远程医疗服务，是机构和机构之间的远程医疗服务；另一类是医疗机构运用信息化技术向患者直接提供远程医疗服务，是机构和患者之间的远程医疗服务。2014 年 9 月，中国人民解放军总医院、北京协和医院、北京大学人民医院、中日友好医院这四家医院，被国家发改委、国家卫生计生委（现国家卫健委）列入远程医疗政策试点专项试点医院。

国家卫健委、国家中医药管理局于 2018 年 7 月 17 日制定印发《互联网诊疗管理办法（试行）》（国卫医发〔2018〕25 号），共五章三十二条，自 2018 年 7 月 17 日起施行。同一时期，国家卫健委和国家中医药管理局组织制定了《互联网医院管理办法（试行）》《远程医疗服务管理规范（试行）》。此三项政策文件贯彻落实了《国务院办公厅关于促进"互联网+医疗健康"发展的意见》中的有关要求，进一步规范了互联网诊疗行为，对于发挥远程医疗服务的积极作用、提高医疗服务效率、保证医疗质量和医疗安全具有非常重要的指导意义。此三项政策文件首次明确了互联网医疗的准入规则、诊疗方式、处方流转规则和互联网医院的管理办法，国内的互联网医院建设必须按照此三项政策文件有序开展。新冠疫情期间，国家卫健委先后颁发四份文件，鼓励开展互联网诊疗服务，明确了推进互联网医疗入医保的政策，并且发布了《关于进一步完善预约诊疗制度加强智慧医院建设的通知》，支持互联网医院的建设。

随着国家对互联网远程医疗支持力度的不断加大，我国"互联网+医疗"事业得到了快速发展，我国互联网远程医疗市场规模不断扩大。2016 年，我国互联网远程医疗市场规模达到 61.5 亿元，到 2018 年，我国互联网远程医疗市场规模增长到 132.1 亿元。据中国互联网协会发布的《中国互联网发展报告（2021）》显示，2020 年我国互联网医疗健康市场规模快速扩大，达到 1961 亿元，同比增长 47%。截至 2020 年 12 月，我国在线医疗用户规模为 2.15 亿人，占总网民数量（9.89 亿）的 21.7%。

2021 年，我国居民对互联网医疗健康服务的需求进一步提升。2021 年互联网医疗健康服务用户达到了 2.98 亿人，同比增长 8308 万人。互联网医疗健康服务备受办公室白领和大型企事业单位的管理人员青睐。突发的新冠疫情推动互联网就诊需求的快速增长，临床医生参与互联网医疗的比例越来越高。不过，目前互联网医疗健康服务的发展仍有不足，各个城市公立医院的互联网医院虽然已经开通了线上门诊、线上配药、线上就诊费用结算等功能，但是大部分互联网医院提供的线上药品费用结算服务仅限于使用支付宝、微信等，尚未支持患者使用社会保障卡的医保功能结算。同时，智能化疫情防控体系的完善、部分医疗健康领域的数字化转型提速、高端医疗装备的数据安全问题等都有待进一步解决。

资料显示，截至 2022 年 4 月，我国互联网医院数量已超 1700 家，互联网医疗平台数量和用户活跃度皆呈跨越式增长。然而，互联网医疗在数据打通、专业医疗服务和医保支付等方面仍有很大提升空间，如何打通患者全病程管理链路、解决医疗资源分配不均问题、缓解患者经济负担等成为我国医学界广大临床医务工作者亟须解决的重点和难点问题。

目前，正式开展远程医学和远程医疗工作的单位包括中国人民解放军总医院、北京协和医院、北京大学人民医院、中日友好医院、中国医学科学院阜外心血管病医院、郑州大学第一附属医院等全国二十多个省市的数十家医院。其中，中日友好医院是"国家卫生健康委基层远程医疗发展指导中心""国家远程医疗与互联网医学中心"和"国家卫生健康委远程医疗管理与培训中心"的依托单位。2018 年依托河南省最大的三级甲等医院——郑州大学第一附属医院设立的"河南省远程医学中心"被国家卫健委医政医管局正式批复升级为国家远程医疗中心。在新冠疫情期间，位于郑州大学第一附属医院的国家远程医疗中心，通过覆盖河南省的远程医疗系统，打破时间和空间的阻隔，让偏远地区的基层老百姓在家门口即可享受省城专家的诊疗服务。在疫情防控期间，河南省远程医疗系统更是发挥了重要作用，使许多偏远地区的新冠患者得到了及时的诊疗和救治。

在快速推进我国远程医学发展的过程中，我国的一些大型综合性公立医院的远程医学中心（科）进行了非常有意义的探索和尝试，取得了一些具有重要价值的研究成果和实践成果，现具体介绍如下。

1. 中国人民解放军总医院远程医学科

中国人民解放军总医院远程医学科是我国较早开展国际国内远程医学活动的远程医学中心，目前已被建设成为国内规模最大的远程医学服务中心。中国人民解放军总医院远程医学科提供的远程医学服务包括远程医疗会诊、远程物理诊断影像会诊（远程心电诊断和远程病理诊断）、远程医学继续教育、远程医学监护、远程术前指导、远程疑难病历讨论、远程紧急救治等，充分发挥了自身的优势医疗资源、精湛的医技水平、丰富的诊疗经验。中国人民解放军总医院远程医学科建成了科学的远程医疗体系，多次出色完成国内外重大突发事件的远程医疗工作；已建立了 1300 多家站点医院，完成了超过 2 万例的远程医疗会诊。中国人民解放军总医院远程医学科有先进的软硬件配置，建立了完善的管理机制、健全的组织架构和优秀的人才队伍，有配备 Polycom8000 系列高清视频终端设备的远程会诊室，使用自主研发的远程医学会诊平台，以及远程教育平台、远程紧急救治平台和远程随访平台。中国人民解放军总医院远程医学科与该院的 800 多名专家签订了会诊合作协议，这些临床医学专家涵盖各个临床医学学科，并在其所在临床专业领域内具有较高的知名度，对各种疑难杂症具有丰富的临床经验，可向患者提供高质量的远程医疗服务。中国人民解放军总医院远程医学科还大力推进发展远程医学继续教育工作，充分发挥中国人民解放军总医院的各个临床学科的学科优势和医学教学资源优势，开展远程医学继续教育。

中国人民解放军总医院远程医学科于 2013 年开始构建面向社区的远程医疗服务系统即居家养老健康服务体系，可以向社区群众提供基于互联网的远程诊疗、远程监护、紧急救护、远程培训、健康咨询等居家养老健康服务，填补了国内居家养老健康服务的空白。中国人民解放军总医院远程医学科在汶川地震、青海玉树地震、四川雅安地震等紧急救援任务中也提供了远程医疗支援，受到广大人民群众的交口称赞。

中国人民解放军总医院的医务工作者，经过艰苦努力，在互联网医疗具体应用场景方面也取得了巨大的成就，由我国首创的基于互联网和 5G 的远程外科手术技术领跑全球。2019 年 3 月，中国人民解放军总医院与中国移动通信公司和华为公司合作，成功完成了全国首例基于 5G 的远程外科手术——帕金森病"脑起搏器"植入手术。此次手术通过中国 5G 网络进行，地理空间上跨越近 3000 千米。位于海南省三亚市的中国人民解放军总医院海南医院的专家，成功为位于北京中国人民解放军总医院第一医学中心的患者实施了帕金森病"脑起搏器"植入手术，实现了基于 5G 的远程外科手术，开启了 5G 远程手术的新篇章。

2021 年 7 月，中国人民解放军总医院海南医院承担的海南省重大科技计划项目——"海南国际医学港科技创新平台应用"课题取得阶段性重大成果，实现了基于 5G 的激光远程诊疗系统的实时在线演示，该成果是远程医学发展的里程碑，标志着我国在远程诊断、远程手术、远程教学等方面领跑国际远程医学界。此项成果标志了激光远程诊疗系统的构建，成功实现了相距 3000 多千米的中国人民解放军总医院第一医学中心（北京）与中国人民解放军总医院海南医院（三亚）之间静态病理图像和动态手术图像的激光远程会诊。中国人民解放军总医院第一医学中心（北京）与中国人民解放军总医院海南医院（三亚）内、外、妇、儿、影像、病理等科临床医学专家在激光远程会诊以后，确认激光远程诊疗系统不仅可以明显提升静态病理图像的特征识别率，还可以显著提高动态手术影像的特征识别率和清晰度，医生可以清晰地分辨出患者手术部位的微小病变组织，为提升远程医疗的精准性提供了重要技术保障。

中国人民解放军总医院远程医学科利用互联网远程会诊网络开展远程临床医学继续教育，主要面向农村的县医院、乡医院、村卫生站点的医生群体，以国家人口健康科学数据共享平台为支撑，将国家优质的数据资源、科技成果、合适技术主动推送到县、乡、村各级医疗卫生服务机构，为农村卫生决策、医疗服务、公共卫生、人口健康提供科技支撑。中国人民解放军总医院远程医学科投身我国"农村三级医疗卫生服务网"的建设与完善工作，开展农村三级医疗卫生专题服务，通过远程临床医学继续教育培训县医院、乡医院、村卫生站点的医生，让他们能够方便快捷地得到医学专家的临床指导：对于县医院的医生，主要是讲授心脏内科、呼吸内科、消化内科、神经内科、内分泌科、骨科、普外科疾病的诊疗规范和诊疗路径；对于乡镇卫生院的医生，主要是讲授内科、外科、妇产科、儿科、中医科、五官科等常见病诊断标准和诊疗常规；同时开展远程临床医疗技术培训、远程会诊和远程查房，提高农村三级医疗卫生服务机构的整体医疗服务水平，解决人民群众看病难、看病贵的难题。

2. 中日友好医院互联网医院（国家远程医疗与互联网医学中心、国家卫生健康委远程医疗管理与培训中心、国家卫生健康委基层远程医疗发展指导中心）

位于北京的中日友好医院互联网医院是"国家远程医疗与互联网医学中心""国家卫生健康委远程医疗管理与培训中心"和"国家卫生健康委基层远程医疗发展指导中心"。1998 年，中日友好医院建立了远程会诊中心，是当时卫生部（现国家卫健委）属下的第一个远程会诊中心，该中心经过 20 多年的艰苦努力和医护人员的辛勤耕耘，现在已经成为具有重要影响力的互联网医院（中心），建立了连通全国 5400 余家医院的远程医疗协同网络，其中有 3000 多家是县级医院，有 1300 多家是基层社区卫生服务中心，支撑了专科医联体、区域医联体、对口支援等单位的学科建设及新技术应用，帮助基层提升临床诊疗能力，为群众看病就医提供便利。中日友好医院互联网医院将慢性疾病预防与重症患者救治相结合。当地医院在治疗慢性病患者的过程中，如果患者病情明显加重，则当地医院的医生可以立刻借助互联网医疗体系请求中日友好医院临床专家对患者进行救治指导。中日友好医院互联网医院是"国家卫生健康委基层远程医疗发展指导中心"，特别重视对基层医院临床医师临床医疗能力的培训，中日友好医院的临床专家可通过远程会诊过程中的线上教学，教授基层医院临床医师如何处置危重患者、如何采取准确的诊疗方案，帮助基层医院临床医师提升应对各种危重疾病的快速处置能力。

中日友好医院互联网医院加强优质资源的纵向流动，使资源一直下沉到基层医院和社区卫生服务中心；开发与应用互联网技术，加快推进分级诊疗工作。中日友好医院互联网医院建立了远程医疗协同网络，此远程医疗协同网络连接了全国24个省级远程医疗中心及13个专科医联体，连通了全国5400多家医疗机构，并且实现了省、市、县、乡、村五级覆盖。中日友好医院互联网医院开展了慢性病患者的慢性病管理、配送药品到家服务。中日友好医院互联网医院应用5G开展远程医疗会诊工作，同时应用超声介入、术中冰冻切片快速病理诊断新技术，累计远程会诊危重症患者3万多例、双向转诊患者8000多例。中日友好医院互联网医院在网上开放中日友好医院的专科医师的规范化培训课程，每年举办培训班和各类学术交流活动200多场，近三年累计培训基层医务人员超600万人次。中日友好医院互联网医院的专家与基层医院的首诊医师开展远程联合门诊、远程教学查房和疑难病例讨论工作，帮助基层医院医生提高疑难杂症的临床诊疗能力。

中日友好医院互联网医院通过远程联合门诊的方式，满足基层百姓首诊找专家的需求：患者在社区就诊，社区卫生服务中心的全科医生通过远程医疗协同网络即可联系到中日友好医院的专家，开展远程联合门诊。远程联合门诊的方式是，患者在基层就诊时，社区卫生服务中心的基层医生接诊、采集病历信息，包括检查检验信息，然后通过远程医疗协同网络与专家开展联合门诊，专家制订诊疗方案并开具处方，确保远程联合会诊的医疗质量。

中日友好医院互联网医院把互联网诊疗、远程医疗家庭签约服务及医养结合等业务整合到互联网医院的综合平台上，以专科医联体和专家委员会为引领，借助连通全国各级医院的远程医疗协同网络，开展"医、教、研、防"四维学科协同建设，在提升基层医疗机构医疗能力的同时，为患者提供便捷、优质的医疗服务，推动分级诊疗制度发展，为全国的医疗机构和患者提供远程医疗服务。

3. 国家远程医疗中心

2018 年 5 月 28 日，国家远程医疗中心在郑州大学第一附属医院成立，这标志着河南省远程医学中心升格为国家远程医疗中心。河南省远程医学中心创建于 1996 年，是我国最早成立并实际运行的远程医学中心之一。2014 年 12 月，为适应远程医疗和医疗卫生信息化发展的需要，落实河南省人民政府实施远程医疗科技惠民工程的工作部署，河南省科学技术厅、河南省卫生计生委（现河南省卫健委）、河南省财政厅联合发文（豫科〔2014〕199 号），批复建设河南省远程医学中心及省内 19 家市级分中心，在河南省 18 个地市的 118 家区域协同医疗医院建设远程医学分中心，实现了远程医学会诊网络覆盖河南省所有县市。

国家远程医疗中心依托郑州大学第一附属医院的优势医疗资源和强大的科研能力，采用业界最领先的端到端华为智真系统，以及光纤、卫星、5G 网络、微波等现代化通信技术，是集通信、应急指挥、远程会诊、影像数据传输、视频会议、预约挂号、双向转诊、健康管理、远程教育培训、数字资源共享等多种功能于一体的区域协同医疗综合服务平台。平台以数据交换技术为支撑，形成了以院间数据交换平台为主、视讯系统为辅的新型远程医疗服务模式。国家远程医疗中心已经与郑州大学第一附属医院以及 120 余家各级医疗机构、公立医院实现网络联通，依托各省辖市中心医院建设的 19 家市级分中心即将完成建设并联网运行，以为省内外群众和医疗机构提供更全面的医疗健康服务。国家远程医疗中心每天开展的各种临床医学专业学科的会诊量合计约 100 例，每年接受国家远程医疗中心远程医学继续教育的基层医疗卫生人员近 30 万人次，服务范围包括河南省、山西省、新疆维吾尔自治区、四川省、云南省等地。

国家远程医疗中心充分发挥所依托的郑州大学第一附属医院的技术优势，开展远程会诊、远程手术指导、预约挂号、远程咨询、应急指挥与救治、远程教育培训等多项远程医疗服务，实现所有区域医疗协同医院的数字资源共享。郑州大学第一附属医院的医疗专家可以通过远程视音频的交流对区域医疗协同医院的患者进行病情诊断，以及对影像图、心电图、彩超和病理进行远程诊断，使危重症患者和偏远地区的患者不出当地就能享受高水平的医疗服务，根据需要还可通过系统进行双向转诊。远程手术指导服务实现了省级医院对区域协同医院的手术指导、远程医疗视频教育。国家远程医疗中心积极探索以数据为中心的全链接远程医疗发展路径，致力于建设统一的"互联网+医疗健康"标准体系，以及远程医疗服务平台、医疗质量监管和信息安全防护体系、数据深入应用体系、人才培养体系，实现优质医疗资源的下沉共享，推进分级诊疗落地生根，推动远程医疗服务全国、走向国际，为我国卫生健康事业快速发展作出贡献。

国家远程医疗中心可以实施对突发公共卫生事件的远程应急指挥、远程急救。在发生重大传染病疫情、重大食物和职业中毒等突发公共卫生事件时，通过卫星、5G 网络、微波、光纤等通信形式可快速组建应急指挥通信系统，接入郑州大学第一附属医院的国家远程医学中心，将救治现场的视音频信息传送到远端会诊中心，实现远程应急指挥和救治。如有需要转运和救治的患者，医护人员可以在数字救护车上直接读取患者的居民健康卡信息，快速识别患者身份，第一时间了解患者的基本情况和进行应急手术所需的重要信息，对患者实施全程监控和医疗技术指导，并在车内直接办理住院手续，大大缩短院前急救等待时间。

国家远程医疗中心依托郑州大学第一附属医院的医疗和教学资源，对所有区域医疗协同医院的医务人员进行远程教育培训。通过区域协同医疗综合平台，所有区域医疗协同医院共享郑州大学第一附属医院数字图书馆的学术文献资源。

国家远程医疗中心的硬件设施完备，拥有远程应急指挥大厅、多学科综合会诊室、影像-心电-病理联合诊断中心、专科会诊室、基层会诊室、会诊调度中心、数字化录播中心、远程示教与乡村医生培训室、视频会议室、会诊准备室、呼叫中心等，装备了先进的数字化指挥车和手术车。中心软硬件配备、场地规模等均居全国首位，内部环境优美，致力于向边远地区患者提供高水平医疗服务，以进一步发挥区域性医疗中心的龙头带动作用，体现中心的社会责任担当。

国家远程医疗中心的科研工作也取得了优异的成绩。中心建立了河南省数字医疗工程技术研究中心、河南省数字化远程医疗服务工程实验室、河南省乡村医生培训中心，牵头承担了国家卫生信息标准研制工作、国家科技惠民计划项目、863计划项目、教育部科学技术研究重点项目等，在学术论文、专著、专利、软件著作权等方面取得了一系列成果，正在逐步发展成为我国远程医疗的理论研究和应用转化基地。

国家远程医疗中心是我国首个远程医疗国家级平台，推进了远程医疗覆盖全国所有医联体和县级医院工作的进程，助力分级诊疗体系建设、健康医疗大数据战略实施和医疗卫生体制改革，推动我国远程医疗事业整体快速发展。

国家远程医疗中心已建成覆盖河南省的省、市、县、乡、村五级远程医疗网络和开放共享的远程医疗综合服务平台，服务功能涵盖远程医疗服务、远程医学教育、远程医学科研开发、数据资源共享、健康管理等。目前中心已连通河南省省内医疗机构 600 余家、省外医疗机构 200 余家，完成年在线会诊量 3 万余例、心电-病理-影像等专科诊断 50 万余例、年远程授课 300 余次，与新疆、山西、四川、山东、贵州等省内外 500 余家基层医院建立了教学协作关系和远程会诊分中心，实现了优质医疗资源的惠民共享。此外，中心与美国、俄罗斯，以及欧洲和非洲部分国家的医疗机构实现了远程医疗合作。

国家远程医疗中心已经成为国内规模最大的示范性远程医疗基地，是中国卫生信息学会远程医疗信息化专业委员会主任委员单位。郑州大学第一附属医院的远程医疗工作于 2014 年和 2016 年两次被纳入河南省重点民生工程，2016 年 12 月被纳入河南省"十三五"医疗卫生服务体系规划。依托郑州大学第一附属医院的国家远程医疗中心承担了互联网医疗系统与应用国家工程实验室等多个国家和省部级科研平台建设工作，以及国家卫生信息标准与建设技术指南研制、国家重点研发计划等多项国家和省部级重大科技项目，产出了国内远程医疗领域多项重要科技成果，开展了远程医疗大数据分析、医疗人工智能等领域的研究与转化工作，是我国远程/互联网医疗、医疗健康大数据、精准医疗领域集科技研发、转化与应用的科技基地。其成熟的运营理念和模式，为完善我国远程医疗发展的技术标准、体系架构、运营模式等积累了丰富经验。

4. 北京大学人民医院互联网医院

北京大学人民医院是我国重要的医疗诊治、医学教育、医学研究中心，拥有丰富的医疗资源、教学资源、学科和专家资源，曾经与加拿大多伦多西部医院合作开展腹腔镜外科学基础（FLS）项目远程模拟教学计划，与美国麻省总医院进行远程疑难病例诊治经验交流。北京大学人民医院具备成熟的医院信息化建设基础，同时具有成功对口支援新疆、青海、云南等多地区的帮扶经验。北京大学人民医院依托远程医疗服务网络开展以疑难杂症会诊、危重症会诊、病理会诊、危重症监护、手术指导、远程门诊和远程查房等为主要内容的远程医疗服务；提供临床教学和继续教育培训服务，以提高医护人员救治能力和服务水平；实施重点学科建设、开展专业人才培养；开展健康教育，提高公众健康意识和自我管理能力。

2007 年，北京大学人民医院开始探索建立医疗卫生服务共同体，至 2015 年该共同体已连接 430 余家协作单位，协作单位分布在新疆、青海、云南、四川、山东等 19 个省、自治区，2015 年北京大学人民医院医疗卫生服务共同体走出国门，与老挝的南塔省建立了协作关系。北京大学人民医院互联网医院具有预约转诊功能，符合转诊标准的患者，可以通过该平台预约上级医院未来两周的门诊，包括普通号、专家号和特需号；还具有预约检查功能，患者可以预约当天不能做的检查，减少等待时间。同时，北京大学人民医院互联网医院可以进行个人健康档案管理，抽取医疗卫生服务共同体医疗机构转诊过来的患者的电子诊疗信息推送给下属医疗机构，转诊医生可以通过平台及时看到转诊患者的就诊记录等信息，当患者结束在北京的治疗回到本地后，当地医生可以很好地对其进行追踪、随访和后续治疗。除此之外，在北京大学人民医院的远程病例讨论中心，每周都会开展某领域的专家主持的病例讨论会议。

5. 北京协和医院远程医疗中心

北京协和医院远程医疗中心借助远程医疗技术提高医疗效率，优化医疗资源配置。北京协和医院脑恶性肿瘤综合治疗专业组与美国最权威的癌症研究中心 MD Anderson 癌症中心长期保持良好的合作关系，可以为疑难病患者或有特殊需求的患者提供国际远程会诊，帮助他们获取国际最顶尖、最权威、最前沿的治疗方案。北京协和医院皮肤科与清华大学电子工程系图像图形研究所开展紧密合作，通过远程辅助诊疗以及自动化、标准化、准确化的病情评估手段，对皮肤病患者进行远程诊疗，以降低诊疗成本，提高治疗的有效性，推动治疗方法的进步。由国家卫健委医政医管局管理的全国会诊中心，将北京协和医院、浙江大学医学院附属第二医院、四川大学华西医院等列为国家级区域中心。会诊中心专家由国家卫健委医政医管局通过考核遴选的全国著名病理学专家、教授担任。会诊中心按特长对专家进行分类，并对省级中心和医疗机构提供会诊和咨询服务。

6. 中国医学科学院阜外医院互联网医院

中国医学科学院阜外医院是世界上最大的心血管疾病诊治中心和集医疗、科研、预防及人才培养于一体的国家级医学研究与教育中心，以诊疗各种复杂、疑难和重症心血管疾病而享誉国内外。中国医学科学院阜外医院互联网医院提供医疗会诊、培训、专家手术、转诊、绿色通道等服务，连接其十家基层医院，开展远程影像会诊诊断等医疗服务，同时开展多种远程医疗协同服务试点应用工作，包括远程教学、远程质量监控、远程移动医疗。

7. 上海市的远程医学工作

上海正加快建设具有世界影响力的国际数字之都，数字技术应用步伐的加快，持续驱动生产方式、生活方式、治理方式变革，2023年上海市级医院都已经建立了互联网医院，打造了如"互联网+居家血透"等全国首创的应用场景，今年还将继续推进"便捷就医服务"数字化转型3.0版。上海市级医院的6000多名临床医生注册成为

"互联网+医疗"的主诊医生,开设了 200 多个临床医学专业科室,形成了以大型综合性医院、临床医学专业科室、临床专业医生为实体组成的"互联网+医疗"专业架构,开展内科、外科、妇产科、儿科等临床医学专业的"互联网+医疗"诊疗工作。上海申康医院发展中心承担投资举办市级公立医疗机构的职能,积极开展上海市所有市级医院的互联网医院建设,推动开展"互联网+医疗"诊疗工作,以让广大老百姓享有方便快捷的"互联网+医疗"服务,缓解老百姓看病就医难题,提升人民健康水平和医疗卫生服务均等化水平,使居民获得更高质量的医疗卫生服务。"互联网+医疗"工作的开展使老龄化城市中行动不便的老年患者的就医困难问题得到有效缓解,为老年人提供了优质、方便、快捷的远程医疗服务。"互联网+医疗"解决了偏远地区群众的就医困难问题,远程会诊系统可以为患者特别是老年患者提供方便快捷、及时有效的远程会诊医疗服务,可以实现大型综合性医院的高级专家对社区卫生服务中心等基层医疗机构的全科医生的线上业务指导和技术支撑,使大型综合性医院的优势专科资源下沉到基层医院,让广大人民群众享有更高质量的医疗服务。

"互联网+医疗"工作的开展为偏远地区的广大患者提供了高效优质、方便快捷的医疗服务,可以及时挽救患者生命。尤为显著的是,在新冠疫情期间,老年患者由于年龄大、免疫力低下,并且通常患有慢性病,因此去医院就诊不仅不方便还有较高的发生院内交叉感染的风险。"互联网+医疗"可以为老年患者提供方便、高效的医疗服务,避免患者在医院内发生交叉感染,因此,"互联网+医疗"服务在抗击新冠疫情过程中得到了快速发展。

(1) 上海交通大学医学院附属仁济医院

上海交通大学医学院附属仁济医院高度重视远程医学工作,2020 年

3月已经完成仁济医院互联网医院的建设，并且正式上线运行。作为上海市首批开展互联网医院医疗工作的试点单位，仁济医院的医务管理部门确保在仁济医院互联网医院为患者开展诊疗的医生中，具有高级职称的临床医学专家占40%。仁济医院互联网医院为广大患者提供在线复诊、配药以及送药到患者家服务，并开展远程健康咨询工作。仁济医院肾脏内科打造了"互联网+居家血透"的远程血液透析新模式：医院血液透析中心医生和护士基于互联网，指导在家中接受血液透析治疗的尿毒症患者正确地开展居家血液透析治疗。这是远程肾脏病学诊疗方式的重大创新，开创了我国尿毒症患者进行居家血液透析治疗的先河，提高了接受血液透析治疗的尿毒症患者的生活质量，极大地减轻了接受血液透析治疗的尿毒症患者每周需往返医院3次接受血液透析治疗的痛苦，在疫情期间降低了他们感染新冠病毒的概率，为接受血液透析治疗的尿毒症患者这一特殊人群的新冠疫情防控作出了重要贡献。

上海交通大学医学院附属仁济医院应用远程医学技术建立了"互联网+区块链 MyBaby 胚胎可视化交互系统"，使用远程医学技术对人类胚胎进行可视化管理，使得胎儿的体外培养全过程可见；在该系统的移动端，父母亲通过个人账号可以实时查看自己孕育的胚胎的发育情况，这是远程医学与智慧医疗在生殖医学领域的创新实践。

上海交通大学医学院附属仁济医院的远程心电中心开展了基于互联网的远程心电诊断工作，社区卫生服务中心的全科医生将患者的心电图通过互联网传送到仁济医院的远程心电中心，远程心电中心的心电图诊断医生对此心电图进行诊断，然后将诊断报告通过互联网传送给社区卫生服务中心的全科医生，全科医生根据心电图诊断结果对心脏病患者开展救治工作。基于互联网的远程心电诊断工作明显提升了社区卫生服务中心全科医生对心脏病患者的救治能力。

（2）复旦大学附属中山医院

复旦大学附属中山医院是国内最早开展远程医学的单位之一，于 1994 年在全国率先成功开发出基于影视会议系统的"远程医疗咨询系统"，可以实现远程会诊、远程教育，以及远程内镜等手术指导。该系统在国内首创远程医疗咨询模式，即图像资料传输和实时咨询讨论分开的操作模式，使系统实用可行，此模式后来被全国各地医院的远程医学中心采用，成为通用的远程医疗模式。

2020 年 10 月，复旦大学附属中山医院与上海市青浦区政府共建长三角（上海）智慧互联网医院，将中山医院与长三角一体化示范区各级医疗机构联通起来，实现了远程门诊、远程检验、远程 MDT（multi-disciplinary treatment，多学科会诊）、远程超声诊断、远程影像诊断与传输、远程病理诊断、远程查房、检验标本标准化传输与检测、互联网医院诊疗等功能，并成为首个实现异地医保实时结算的互联网医院。

长三角（上海）智慧互联网医院的远程智慧病房接入了中山医院远程查房系统，中山医院专家可以远程查房；在 ICU 重症监护病房，中山医院多学科专家可以实时诊疗；借助 5G 和人工智能辅助诊断，患者的 CT、核磁共振影像可以快速传送到中山医院专家的电脑供其诊断。通过远程门诊平台，中山医院专家可为长三角（上海）智慧互联网医院患者服务。

长三角（上海）智慧互联网医院病理诊断中心可以利用数字切片扫描仪，将病理切片制作成数字切片输入病理诊断云平台，由中山医院的病理科专家进行云端读片，出具病理诊断报告。长三角（上海）智慧互联网医院医学检验中心拥有智能化采血装置、标本分拣转运机器人和专门的物流平台，可将标本第一时间转运至中山医院医学检验中心开展检测，由中心专家出具医学检验报告。

长三角（上海）智慧互联网医院已开通医保异地在线结算功能，长三角生态绿色一体化发展示范区内参保人员可以通过互联网医院完成复诊配药和异地医保在线支付，提升了患者的就医便利性和体验感。长三角（上海）智慧互联网医院被列入上海便捷就医数字化转型的医疗应用场景向全市推广。

（3）上海市第八人民医院

2018 年，上海市第八人民医院开始远程医学中心新学科的建设，创新建立了由大型综合性医院各个临床医学科室的专家与社区卫生服务中心的全科医生远程联合会诊的新的远程医疗模式，这种联合远程医疗模式得到了临床多学科医生的支持，可以为患有多种疾病的患者提供远程诊断和远程治疗。这种联合远程医疗模式可以为广大老年患者提供及时、方便、有效的医疗服务，克服了西方发达国家目前普遍使用的远程老年医疗模式的缺点。与其他国家实施的远程医疗模式不同，这种联合远程医疗模式可以解决西方发达国家远程医疗模式中医生无法进行直接体检可能产生相关潜在诊断错误的主要问题，使上海市第八人民医院的临床医学专家能够基于互联网给社区卫生服务中心全科医生提供业务指导和技术支撑。通过这种联合远程医疗模式，上海市第八人民医院优势专科资源下沉到社区卫生服务中心，居民可平等享有医联体内一体化的医疗资源，缓解了患者看病就医难题，提高了人民健康水平，使居民获得更高质量的医疗卫生服务。

上海市第八人民医院远程医学中心开展了远程老年医学的临床和科研工作，专门针对行动不便的老年患者开展远程诊疗，为 5 个社区卫生服务中心的29个医疗站点的老年患者提供远程诊疗服务。

针对老年患者，上海市第八人民医院远程医学中心开展了基于移动互联网的上门护理服务，也就是"互联网+护理服务"工作，到目前为止共为老年患者提供了680例上门护理服务，满足了广大行动不便的老年患者的护理需求，保障了老年患者获得平等的家庭护理服务的权利，提高了长期卧病在床的老年患者的生活质量。上海东方电视台的东方卫视频道对上海市第八人民医院远程医学中心开展的"互联网+护理服务"工作给予了高度评价，并且就此开展了专题新闻报道和专题访谈，并邀请了上海市卫健委主管部门和上海市护理协会的专家进行交流访谈。上海市卫健委专门制定了相关的政策和法规，以规范"互联网+护理服务"工作，推动"互联网+护理服务"工作的开展，更好地为广大老年患者提供方便快捷的上门护理服务。

为老年患者提供远程诊疗和上门护理服务工作都取得了非常好的社会效益，极大地改善了老年患者就诊和护理困难的状况。特别需要强调的是，上海市第八人民医院远程医学中心提供的老年远程会诊医疗服务是免费的，具有慈善性质。

上海市第八人民医院远程医学中心还开展了基于互联网的远程心电诊断工作，为就诊于社区卫生服务中心的老年心脏病患者提供及时准确的心电图诊断。基于社区卫生服务中心和基层医疗机构普遍缺乏心电图诊断医师的现状，老年心脏病患者不得不多次前往综合性医院进行心电图检查，因此开展基于互联网的远程心电诊断工作具有积极的现实意义。

8. 我国远程医学相关科研工作

中国人民解放军总医院远程会诊科的刘婉姰等开展了远程医疗

与"互联网+"一体化发展现状与前景展望的研究，他们认为远程医学包括远程会诊、远程教学、远程手术及影像会诊、心电会诊、紧急救治、国际交流，远程医学解决了许多疑难重症患者的诊断和治疗问题，推动了医学继续教育的持续发展，具有重要的经济效益和社会效益，应用前景非常广阔。[1]

中国人民解放军总医院远程医学科张梅奎等开展了远程医疗在新型社区卫生服务体系中建设策略与模式探讨的研究。此研究发现将远程医疗具有的专业优势、资源优势、快捷优势与社区医疗卫生服务的大众化和日常化应用相结合，可以推动新型社区卫生服务体系的建设，发挥远程医疗在新型社区卫生服务体系中的基本医疗救护作用，开展疾病预防与管理、人口健康保健工作，积极处理应对突发性灾害事件，从而实现人人享有基本医疗卫生保障的目标。[2]

人民健康是民族昌盛和国家富强的重要标志，要完善国民健康政策，为人民群众提供全方位全周期健康服务，深入推进健康中国行动，把基本医疗卫生制度作为公共产品向全民提供。中国人民解放军总医院远程医学科的董天舒和张梅奎开展了探索健康中国战略背景下医院远程医疗发展路径的研究。他们按照医疗环境和需求现状，全方位布局医院的远程医疗，在完善中医诊疗、健全复诊机制、资源倾斜特殊人群和资源下沉共享等方面进行实践和探索，着眼发展全方位全周期的医疗服务，助力健康中国战略的实施。[3]

中日友好医院的王睿、申京波和张仕宇开展了区域性远程心电会诊医疗行为管理策略的研究。他们认为，进行区域性远程心电会诊首先要成立心电诊断管理中心负责医疗行为的管理，确立适合本区域的管理策略，包括制定远程会诊行为规范，加强各单位间的沟通，开展有针对性的业务学习，根据反馈进行持续性改进，引入评优制度并形成良性竞争环境，保证网络会诊平台快速、高效、健康地运行等。研究发现区域性远程心电会诊医疗行为管理策略的实施能有效解决远程心电会诊过程中遇到的难题，进一步提高区域性心电诊断的整体水平。[4]

中日友好医院的王丹等探讨了超声人工智能诊断系统联合远程医疗的临床价值。此研究对乳腺、甲状腺等超声人工智能系统联合远程医疗的临床价值进行了探讨。他们将乳腺、甲状腺等超声人工智能系统联合远程医疗开展实时动态远程超声检测，专家在线实时会诊，可给予基层及地方医院以指导及诊断意见。此研究发现，通过乳腺、甲状腺等超声人工智能系统联合远程医疗的开展，基层医院的超声诊疗水平得到大幅度提高，减少了由于误诊、漏诊造成的过度治疗，进而促进了优质医疗资源输出，对于健全"互联网+医疗健康"的服务体系具有重要的社会意义。[5]

国家远程医疗中心的蒋帅等开展了远程医学在新冠疫情防控中的实践与探索的研究。此研究归纳了远程医疗所发挥的医疗服务价值，研究发现河南省疫情防控应急远程会商系统的远程医疗工作提升了基层医院的新冠病毒感染诊疗能力，节约了新冠病毒感染诊疗成本和救治时间，降低了新冠病毒的传播风险，减轻了基层医护人员抗击新冠疫情的工作强度。此研究认为在信息技术与医学的深度融合下，未来远程医疗将会在传染病防控等方面发挥更大作用。[6]

近年来，世界各国的脑卒中发病率持续升高，其中包括脑溢血和脑梗死，这些疾病严重威胁人民的身体健康。脑卒中发生以后，患者的生活质量明显下降，患者行动困难，需要脑卒中专业护士进行专科护理，因此，需要构建脑卒中专科护理门诊以满足患者长期的护理服务需求。郑州大学第一附属医院的郭丽娜等开展了基于远程医学的脑卒中专科护士门诊构建的研究，他们成立了远程医疗与脑卒中专科护理门诊，确定了远程脑卒中专科护理门诊的建设条件、业务内容、就诊流程、质量保障制度，可以为脑卒中患者提供长期的护理服务。[7]

设立在郑州大学第一附属医院的国家远程医疗中心的王琳琳等开展了"一带一路"远程医疗服务体系建设研究。通过分析"一带一路"医疗健康合作的需求，他们提出利用远程医疗的天然优势可突破地理限制，构建"一带一路"远程医疗服务体系，并且明确了"一带一路"远程医疗服务体系建设的具体目标和实施路径。通过分析"一带一路"远程医疗服务体系实施过程中面临的资金、语言、人才、技术更新与运维等方面的挑战，有针对性地提出了构建多层次、全方位的金融支撑体系，采用"共同使用英语、配备专业语言人才、适时推广汉语"多种语言策略，建立多学科、新模式的人才培养机制和因地制宜的人才输出机制，通过专业团队的建立形成持续的投入和稳定的运维机制等对策建议。[8]

冠心病是严重危害广大人民群众身体健康的最常见的心血管疾病之一，首都医科大学附属北京安贞医院的袁飞、陈婉萍、林绍海开展了冠心病治疗中"互联网+"新型医疗模式的应用研究。研究发现互联网医疗的优势在于不受时间和空间的限制，充分发挥互联网医疗的优势开展冠心病的防治工作具有重要的临床价值，并且促进"互联网+医疗健康"发展等国家战略为互联网医疗的发展创造了条件，随着互联网技术的发展和医疗改革的不断深入，传统的医疗服务模式逐渐改变了。[9]

中国人民解放军总医院第二医学中心的赵明星等开展了新冠疫情期间远程医疗在老年高血压管理中的应用研究，他们将远程医疗应用于新冠疫情期间老年高血压的管理，探讨新冠疫情期间远程医疗干预对高血压老年患者的作用。此研究发现在新冠疫情期间互联网微信管理是一种有效的高血压老年患者管理模式，可以有效控制高血压老年患者的血压。[10]

上海交通大学附属儿童医院的石晶金、胥婷、于广军开展了远程医疗在新型冠状病毒疫情防控中作用的探索与实践研究，他们从控制传染源、切断传播途径、保护易感人群3个关键环节分析了远程医疗在新冠疫情防控中的应用价值。此研究基于大数据和云计算技术实施主动监测，智能识别并预警疑似病例，简化远程医疗服务流程，开展远程会诊和药事服务，减少了人员聚集导致的交叉感染，基于云平台实现门诊全流程自助服务和病历无纸化管理。远程医疗在新冠疫情防控工作中发挥了重要作用，此研究结果为突发公共卫生事件应急响应信息化建设的决策提供了依据。[11]

远程医学在新型冠状病毒疫情防控中承担了重要工作。华中科技大学同济医学院附属同济医院的王隽等开展了新冠疫情下远程医学建设的研究。他们基于信息平台的运用，发现远程医学在运行过程中呈现出设计不完善、信息无法共享、缺乏监管、网络信息安全存在漏洞等问题，导致在疫情期间不能最大限度发挥信息化支撑的作用，建议卫生行政主管部门应对远程医学进行顶层设计、制定相关法律法规、专设监管机构进行监控、加强对医护人员的培训、保障数据安全，提高远程医疗的服务质量与效率。[12]

安徽医科大学第一附属医院的罗志攀开展了构建"互联网+"医院—社区—家庭儿童雾化治疗互助服务模式的研究。针对儿科医疗资源短缺的现状，以城市医联体建设为契机，此研究试图构建"互联网+"医院—社区—家庭儿童雾化治疗互助服务新模式，在多部门的支持和合作下，有针对性地制定相关措施，开展互助服务，改善患儿就医现状。研究结果发现"互联网+"医院—社区—家庭儿童雾化治疗互助服务新模式实施后，患儿雾化全程完成情况良好且患儿家长满意度有所提升，患儿雾化平均费用和时间成本均有所下降。此研究发现"互联网+"医院—社区—家庭儿童雾化治疗互助服务新模式为儿童雾化治疗提供了高质量和便利的诊疗护理服务，"互联网+"医疗新模式增加了社区医院就诊量，促进了儿科分级诊疗落地，具有推广价值。[13]

中国人民解放军总医院第一医学中心的李慧琪等开展了"互联网+移动医疗"模式下服用恩格列净的 2 型糖尿病患者管理的研究。他们探讨了在互联网移动医疗管理模式下应用钠-葡萄糖协同转运蛋白 2 抑制剂（SGLT-2i）恩格列净治疗 2 型糖尿病的疗效。他们选择中国人民解放军总医院第一医学中心内分泌科 2017 年 1 月至 2019 年 12 月门诊收治的 97 例 2 型糖尿病患者为研究对象，在这些糖尿病患者在原降糖方案基础上加用恩格列净，并将其随机分为照护组及对照组：照护组 49 例，采用互联网移动医疗管理；对照组 48 例，采用门诊常规糖尿病管理。干预 6 个月后，分别比较 2 组研究对象的临床相关指标、自我管理能力（包括饮食控制、遵医用药、监测血糖及戒烟合格率）及焦虑自评量表（SAS）评分，发现互联网移动医疗管理有可能改善口服恩格列净的 2 型糖尿病患者的临床指标，降低 SAS 评分，提高患者自我管理能力，适合于糖尿病等慢性病患者的长期管理。[14]

上海交通大学附属儿童医院的魏明月等开展了基于"互联网+"的跨区域医疗信息共享与服务协同平台设计的研究。他们探讨了"互联网+"在区域医疗信息共享和服务协同方面的应用，力求推进区域医疗一体化信息平台建设，实现区域医疗资源上下贯通、信息互通共享、业务高效协同，提高区域医疗健康服务质量和可及性。同时梳理区域医疗信息共享与服务协同平台的建设思路和原则，以"互联网+"、云计算、大数据、区块链等信息技术为手段，设计基于"互联网+"的跨区域医疗信息共享与服务协同平台，统筹区域医疗资源统一管理，开展远程医疗、互联网医疗、远程教学培训、业务协同监管等互联网协同工作。研究结果发现构建横向整合、纵向贯穿的区域医疗信息共享和医疗服务协同机制，可以推动跨区域医疗资源协作共享，可以提升医疗服务体系整体效能；基于"互联网+"的区域医疗信息共享与服务协同模式，可以实现区域内各级医疗机构线上和线下临床医疗工作的协作延伸，对落实分级诊疗制度和满足人民群众多层次、多样化的医疗健康需求具有重要意义。[15]

综上所述，我国的远程医学工作者在远程医学的临床工作领域和科研工作领域都取得了非常多的成果，极大地推动了我国远程医学临床工作的开展及远程医学学科的建设。我国的远程医学事业经过广大临床医务工作者的刻苦努力，取得了非常大的进步，获得了令世人瞩目的成就。展望未来，任重道远，远程医学前景非常广阔，广大从事远程医学的医务工作者需要加倍努力，突破远程医学领域关键技术瓶颈，开发具有自主知识产权的先进远程医疗设备和系统，提高远程医疗产业的创新能力、竞争能力和临床应用水平，全心全意为广大患者服务，努力为人民群众提供高质量和方便快捷的远程医疗服务，更好地满足人民群众的健康需求。

第二章 我国远程老年医学发展概况

一、远程老年医学发展的必要性

我国已经进入老龄化社会，随着我国社会老龄化程度的逐步加深，传统的医疗模式已经难以满足不断增长的老年医疗服务需求。截至 2019 年年底，全国共有 25388 万老年人（年龄≥60 岁），超过欧洲老年人口总数。上海是中国人口老龄化程度最高的城市之一。上海市老龄办、市卫健委和市统计局根据《上海市老年人口和老龄事业监测统计报表制度》完成了 2021 年上海市户籍老年人口和老龄事业监测统计工作，截至 2021 年 12 月 31 日上海全市户籍人口 1495.34 万人，60 岁及以上老年人口 542.22 万人，占总人口的 36.3%；65 岁及以上老年人口 402.37 万人，占总人口的 26.9%。上海市老龄化率已经超过 16%，说明上海已经步入深度老龄化社会。预计到 2025 年，上海市 60 岁及以上常住和户籍老年人口将分别超过 680 万人和 570 万人，高龄化趋势将越发明显。根据国家统计局公布的数据，截至 2022 年年末，中国 60 岁及以上人口达 2.8 亿人，占全国总人口的比例为 19.8%。我国已经进入轻度老龄化社会，据全国老龄办预测，到 2033 年，中国老年人口将突破 4 亿人，占总人口的 1/4；2053 年中国老年人口占比将超过 1/3。

人口老龄化和老年患者疾病谱的变化给社会造成了巨大的社会和经济压力。人口老龄化问题是上海社会发展进程中必然要面临的严峻挑战，在城市社区和偏远地区为行动不便的老年人提供医疗服务是公共卫生系统面临的一个全球性的社会和经济问题。随着预期寿命的提高，老年人群的就医困难已成为亟待解决的重要问题。我们需要积极应对全球老龄化的发展趋势，努力解决老年患者的就医困难。

远程医学是传统临床医学在互联网时代的新发展，可以为老年人提供全新的医学诊断和治疗方式，有效解决社区行动不便的老年患者面临的就医困难。社会老龄化推动医疗需求增加。2022 年 9 月上海市卫健委会同相关部门发布了《上海市健康老龄化行动方案（2022—2025 年）》。为健全预防保健服务体系、提高老年人生命质量，上述方案提出上海要用"互联网+医疗"、人工智能、大数据和云服务等技术，开展老年人常见疾病的早诊早治和综合干预，加强老年艾滋病、结核病等重大传染病防控。同时，上述方案也鼓励利用"互联网+护理服务"为失能和行动不便的老年人提供居家医疗护理服务。

经过近 20 年的快速发展，远程医学在老年医学、心脏病学、神经病学、内分泌学等多个临床学科得到了广泛的应用。目前，远程医学学科已经形成许多新的亚学科，例如，远程老年医学（Telegeriatrics）、远程心脏病学（Telecardiology）、远程肾脏病学（Telenephrology）、远程神经病学（Teleneurology）、远程儿科学（Telepediatrics）、远程精神病学（Telepsychiatry）等，这些远程医学学科的新的亚学科与传统的临床医学学科一起共同推进临床医学快速发展，以更好地为广大患者提供优质的医疗服务。

在这些远程医学学科的新的亚学科中，远程老年医学是一个非常重要的分支学科。远程老年医学是互联网时代远程医学（Telemedicine）与老年医学（Geriatrics）新的融合发展。远程老年医学（Telegeriatrics）利用互联网远程医疗系统为老年人提供远程医疗和上门护理服务，有效地解决了社区行动不便的老年患者面临的就医困难。远程老年医学基于互联网，使用远程通信技术和计算机技术，利用大型综合性医院的优势医疗资源和高级医疗专家资源，整合多项临床专科技术，通过"互联网+医疗技术"的运用，打破时间和空间的限制，由大型综合性医院的临床医学专家向城市的社区卫生服务中心和边远地区的初级医疗机构的全科医生提供线上业务指导和技术支撑，服务内容包括远程会诊、"互联网+护理服务"、远程心电图和影像学诊断、远程医学继续教育、远程医疗信息服务等。

社会老龄化推动了老年远程医疗服务需求的增长，远程老年医学融合现代互联网技术和传统临床医学的优势，近年来在西方许多发达国家得到了快速发展，已经被广泛应用于老年患者的多种临床疾病的诊断、治疗以及老年慢性病患者的护理中，特别是在社区行动不便和偏远地区的老年患者的诊疗过程中起到了重要作用。由于老年患者年龄偏大且通常患有多种基础疾病，行动不便，有的甚至长期卧床，因此，老年患者更加需要远程老年医学提供方便高效的医疗保健和家庭护理服务。笔者在临床远程医学实践中，经过统计分析发现，申请远程医学会诊的患者人群中，老年患者占总患者人数的90%以上，同时，申请基于互联网技术的"互联网+护理服务"的绝大多数是长期卧床、行动不便的老年患者。因此，开展远程老年医学的临床研究具有显著的临床意义以及重要的社会价值，可以有效地解决行动不便的老年患者面临的就医困难。

第五代移动通信技术（5G）的快速发展和老年智能手机的普及，使老年人在家接受远程医疗服务和"互联网+护理服务"成为可实现的目标。越来越多的老年患者使用智能手机上的应用程序申请远程医疗服务和"互联网+护理服务"。基于互联网的远程医疗服务和"互联网+护理服务"为满足快速增长的老年患者对医疗和护理服务的需求提供了新的解决方案。

随着人口老龄化的加剧，老年人对远程老年医学服务和家庭护理服务的需求将显著增长。如何满足老年人对远程老年医学服务和家庭护理服务日益增长的需求是一个严峻的挑战。我们的目标是让老年人可以像网上购物一样轻松方便地申请和接受远程老年医学服务和"互联网+护理服务"，这可能成为未来老年患者寻求医疗服务的主要方式。

在新冠疫情期间，医院内交叉感染的风险较高，彼时远程老年医学服务在老年疾病诊疗中发挥了巨大作用，引起越来越多人的关注。远程老年医学为老年患者提供了方便高效的医疗服务，患者可以通过远程老年医学系统接受远程诊断和治疗服务，避免新冠病毒的交叉感染。更为重要的是，在新冠疫情期间，老年人在获得远程医疗护理方面的不平等已成为严重影响老年患者健康状况和生活质量的最紧迫问题。远程老年医学服务和"互联网+护理服务"可以降低老年患者获取保健机会的不平等性，提高长期卧床的老年慢性病患者的生活质量。

近年来，我国远程老年医学事业取得了长足进步，得到了快速发展。远程老年医学作为远程医学领域最活跃、临床应用场景最广泛的新的亚学科，发展尤为迅速，许多三甲医院都开展了远程老年医学工作，为广大老年群体提供高效、快捷和高质量的远程医疗服务，极大地满足了广大老年群体的医疗保健需求，为老年群体的健康保驾护航。远程老年医学工作提高了老年人的生活质量和健康水平，让老年人可以幸福健康地度过晚年。

二、我国远程老年医学临床研究和实践工作

面对社会老龄化导致的老年人口急剧增加以及老年人医疗和护理需求快速增长这一世界性的难题，世界各国的卫生行政主管部门都在积极寻求各种应对措施。老年人口占社会总人口的比例日益增大，老年人的远程医疗需求巨大，需要临床医务工作者采取切实有效的措施加以解决。老年患者的远程医疗需求主要表现在远程医疗和基于互联网的上门护理服务这两方面。

1. 我国远程老年医学临床研究工作

辽宁中医药大学附属医院的刘士敏、白若岑、陈民开展了国际远程医疗与老年疾患发展趋势分析的研究，以期为国内该领域研究提供可借鉴的依据。他们以"telemedicine（远程医疗）"和"geriatric diseases（老年疾病）"为关键词进行文献检索，检索时间范围为2003—2013年，检索信息源为汤森路透 Web of Science 数据库和北美临床试验注册中心的临床试验项目。结果发现在 Web of Science 数据库中，2003 年至 2013 年发表的关于远程医疗与老年疾患的文献共有239 篇。美国发文量最多，为 93 篇，占比最大，为 38.912%。2003年至 2013 年发表远程医疗与老年疾患的研究文献较多的机构是美国华盛顿大学。*Journal of telemedicine and telecare*（《远程医疗与远程护

理杂志》）发表的此领域文献最多，为 20 篇，占全部文献的 8.368%。近年来，国际远程医疗与老年疾患相关研究文献总体呈逐渐上升的趋势。2003 年至 2013 年间上述 239 篇关于远程医疗与老年疾患的研究文献中来自中国的文章仅有 4 篇，说明在远程老年医学发展早期我国的临床工作者对远程老年医学领域的关注相对较少，文章数量和质量亟待提高。2003 年至 2013 年间在北美临床试验注册中心注册的远程老年医疗相关临床试验项目共有 18 项，其中，干预性研究共 15 项，占比最大，其次为观察性研究。[16]

中国人民解放军第 323 医院的朱淑金等开展了家庭远程血压管理在老年高血压患者中的应用观察研究，以探讨家庭远程血压管理在老年高血压患者中的应用价值。他们对 2011 年 1 月 1 日至 2015 年 10 月 1 日 40 个管辖社区的老年原发性高血压患者的日常门诊血压诊疗和家庭远程血压诊疗情况进行了回顾性分析和比较。此研究结果发现，实行家庭远程血压管理降低了老年高血压患者的医院门诊就诊率和住院率。[17]

中国人民解放军第 323 医院的贺显建等还开展了远程老年医疗服务模式构建与应用的研究。目前，虽然军队离退休老干部医疗保健服务已经取得了丰硕成果，但是军队离退休老干部日常医疗保健工作主要还是依赖基层卫生机构和体系医院，存在医疗保健服务不足、服务模式落后、医护人员缺乏等问题。军队离退休老干部大多是 80 岁以上高龄老人，大多患有慢性病，有的已经失能，其生活照料、康复护理、医疗保健等需求日益突出。因此，构建远程老年医学网络服务平台，建立新型的军队离退休老干部预防、保健、医疗、康复等医疗保障模式，是当前军队离退休老干部医疗保健工作亟待解决的问题。近年来，他们通过不懈努力，构建了针对军队离退休老干部的新的远程老年医疗系统和老年医疗服务模式，取得了较好效果，为广大军队离退休老干部提供了方便高效的医疗服务，提高了他们的生活质量，解决了他们医疗保健和护理方面的难题。[18]

中国人民解放军总医院远程医学科的杜超和张梅奎开展了远程医疗在老年人居家养老健康服务中的应用研究。他们通过分析三种传统养老模式的优点和不足及其在实际应用中存在的各种问题，发现老年人远程医疗居家养老健康服务在实际运行中存在推广力度不够、第三方运营标准不一、信息网络未达到全覆盖等问题。他们建议卫生行政主管部门要解决远程医疗在老年人居家养老健康服务中存在的问题，发挥远程医疗的优势，促进居家养老健康服务的高质量发展，造福老年人。[19]

安徽医科大学第一附属医院的张羽翔开展了高质量远程医学服务平台在老年患者慢性病管理上的应用研究。他运用高质量远程医学服务平台对老年患者的慢性病进行管理和预防，有效解决了医疗资源分配不均，老年患者就医难、看病贵，以及基层医生短缺等问题，实现了医患双方的互利共赢。此研究结果发现高质量医疗服务平台有助于提升基层医疗机构慢性病管理效能，可以促进社区医生提升业务水平，给老年慢性病患者提供了便捷的健康管理服务，社区慢性病患者对远程医学服务平台较为满意。张羽翔认为结合 5G、云计算等技术的远程老年医学服务可以规范和提升老年患者慢性病管理水平，具有可复制性和可拓展性。[20]

人口快速老龄化使我国传统的医疗卫生服务模式受到挑战，因而新兴的基于互联网远程医学系统的居家健康管理模式具有广阔的发展前景。南方医科大学附属南方医院的张冬妮等开展了基于互联网远程医学的居家老年人健康管理系统的可行性研究。他们分析了基于互联网远程医学的居家老年人健康管理系统构建的现实意义及支持因素，论证了基于互联网远程医学的居家老年人健康管理系统构建的可行性，以期推动居家老年人健康管理服务的发展，从而降低整体医疗成本，加深老年患者对自我健康管理的认识，促进基于互联网远程医学的居家老年人健康管理的发展。[21]

南方医科大学第三附属医院的樊凯、赵畅、蔡道章开展了远程自助监控和危急预警系统对老年慢性病管理的应用价值的研究。随着人口老龄化的加剧，远程自助监控和危急预警逐渐成为一种新的医疗模式。远程自助监控系统可用于健康监测、疾病诊断、咨询、教育、老年慢性病管理、长期护理以及转诊和连续医疗，尤其可用于慢性心力衰竭和慢性糖尿病的治疗；危急预警系统可有效救治突发急性病的老年患者。远程自助监控和危急预警系统可满足老年人护理需求并解决医疗资源配置不合理的问题，具有重要的应用价值。[22]

浙江中医药大学附属温州中西医结合医院的顾叶春等开展了养老机构远程医养结合体系的构建及成效评价的研究。他们经过研究发现远程医养结合体系能够为养老机构的老年慢性疾病患者提供高质量的医疗服务，更好地控制老年患者的血压和血糖水平，减少老年患者到线下医院门诊就诊的次数。远程医养结合体系能够给予老年患者心理慰藉，方便向老年患者开展老年慢性疾病的科普宣传工作，促进老年患者日常照护工作的进一步完善。[23]

南京医科大学第一附属医院的杨捷雯等开展了社区养老机构中远程老年医疗运用现状及问题的研究。他们分析归纳了国内外社区养老机构中远程老年医疗的运用及发展现状，探讨了社区远程老年医疗养老服务在医保制度、运行机制、技术水平、医养人才培养四个方面存在的问题，提出建立专项制度鼓励保险支付多元化、优化医养结合协同管理运行机制、推进远程医疗服务技术创新型发展、加强人才跨界培养的对策，为我国远程老年医疗的发展提供了有价值的参考。[24]

西安建筑科技大学的刘骏洲开展了老年居家无线远程医疗监护系统研究。他基于 Arduino 开源平台、微信公众平台开放接口，运用Wi-Fi 技术、ZigBee 技术、GSM 技术等设计了生命体征检测系统、自动报警系统、远程数据共享系统等，实现了对老年人生命体征数据微小变化的迅速察觉、对异常身体数据的及时上报、子女和医护人员在远程移动终端设备对数据的查看等功能，帮助子女及医护人员迅速做出反应，在老年人患病或发生伤害早期即可给予其及时的治疗和处理，避免危及老年人生命安全。他通过研究完成了老年居家无线远程医疗监护系统相关软硬件的开发及测试。通过老年居家无线远程医疗监护系统，监护人可随时了解老年人生命体征数据的变化，并可以及时接收到老年人生命体征数据异常的报警信息，同时也可以远程取消报警。老年居家无线远程医疗监护系统可以及时发现、上报老年人的身体异常情况，通过监控老年人身体的细微变化预防重大疾病，极大地减轻了老年人子女的监护压力。[25]

江苏省苏北人民医院的田雪等开展了远程医疗在老年患者行髋关节置换术后居家康复中的应用现状及发展策略的研究。他们发现老年患者行髋关节置换术后的康复治疗对恢复其下肢功能和生活自理能力具有重要作用，远程医疗在实时监测康复训练情况、及时识别和预警异常运动、提高老年患者预后和生活质量方面具有独特优势。他们分析了远程视频会诊、智能设备应用程序、远程虚拟康复系统和远程智能机器人系统的优点和缺点，以期更好地发挥远程医疗在老年患者行髋关节置换术后居家康复中的作用。[26]

原发性高血压是老年人最常见的慢性病之一，也是急性心脑血管疾病最常见的危险因素。河北大学附属医院的黄胜楠、赵瑞和肖暖开展了远程医疗在老年人高血压管理中的应用的研究。他们认为，远程医疗作为新型高血压管理模式，在高血压患者的用药依从性及高血压的控制方面发挥了重要的作用。他们分析了远程医疗的优势及远程医疗在老年人高血压管理中的应用现状，提出了加快远程医疗管理模式发展的建议。[27]

河南科技大学第一附属医院的祁娜和梁晓丽开展了医护血糖管理团队远程血糖监测在胰岛素泵治疗老年2型糖尿病患者中的应用的研究。研究发现，将医护血糖管理团队远程血糖监测应用于胰岛素泵治疗老年2型糖尿病患者中，可提高老年2型糖尿病患者对糖尿病健康知识的知晓率，缩短老年2型糖尿病患者的血糖达标时间及住院时间，增强老年2型糖尿病患者的血糖控制效果，提高老年2型糖尿病患者的血糖达标率，降低老年2型糖尿病患者的低血糖发生率。[28]

山东青岛中西医结合医院的陈芳开展了远程医疗在老年人管理中的应用现状的研究，分析了远程医疗在老年人管理中的重要性，研究了远程医疗在老年人管理中的优势与劣势，以及在老年人的疾病管理和照护支持等方面远程医疗的应用现状。[29]

中国医学科学院北京协和医学院的谢海雁等开展了远程医疗在老年人群中的应用的研究。研究发现，随着信息化与老龄化社会的到来，远程医疗逐渐成为新兴的医疗模式。远程医疗可以用来进行健康监测、疾病诊断、咨询和慢性病管理，在老年人群中开展远程医疗有不同于其他专科疾病管理的特殊意义，对其进行推广和应用有利于打破地域的局限性，使老年专科医生及辅助医疗团队的价值得到最大程度的体现。国外远程医疗的研究与实践对我国有很高的借鉴意义。[30]

上海市皮肤病医院的章伟等开展了远程医疗在社区老年人皮肤病医疗咨询服务中的应用的研究，以探索远程医疗在社区老年人皮肤病医疗咨询服务中的作用。他们的研究方法是由受过培训的社区医师下社区采集行动不便或老年皮肤病患者的病史和皮损照片，通过网络将资料上传到上海市皮肤病医院的会诊中心，中心的专家分析病情后提出诊疗意见并回传给社区医师，社区医师根据治疗意见医治患者，患者接受诊疗后反馈疗效并对诊疗模式进行评价。经过调查发现，老年患者对远程老年医疗疗效的满意率高达 94.4%，对远程老年医疗诊疗模式的满意率达到 76%。此研究的结论是远程医疗在社区老年人皮肤病医疗咨询服务中具有良好的应用效果，值得在其他地区和社区推广。[31]

河北保定市急救中心的郭兴等开展了远程医疗监护系统在医院外老年人跌倒报警方面的应用的研究。他们选择 322 位老年人佩戴便携式远程医疗监护设备，实验周期为一个月，统计老年人跌倒情况并与远程医疗监护系统接收的报警信息进行对比。研究结果发现，远程医疗监护系统在医院外老年人突发跌倒时能够准确及时地报警。[32]

中国人民解放军总医院第六医学中心的蔡伟萍等开展了基于远程医疗的个案管理模式在老年慢性心力衰竭患者院外管理中的应用的研究，为创新保健服务管理模式提供了参考。他们采用随机抽样法选取在中国人民解放军总医院第六医学中心干部心血管内科住院治疗的老年慢性心力衰竭患者 120 例为研究对象，采用随机数字表法将他们分为干预组（60 例）和对照组（60 例），干预组实施基于远程医疗的个案管理模式，对照组实行常规随访指导。比较两组患者的生活质量、6 分钟步行距离、治疗依从性和再入院率。研究结果发现，将基于远程医疗的个案管理模式用于老年慢性心力衰竭患者院外管理可以有效改善患者的生活质量，提高老年慢性心力衰竭患者接受治疗的依从性，降低老年慢性心力衰竭患者的再入院率，具有推广价值。[33]

吉林大学第一医院的张红等开展了远程医疗模式在老年 2 型糖尿病患者中的临床应用的研究，研究目的是分析远程医疗模式是否适用于老年 2 型糖尿病（T2DM）患者。他们开展了针对老年糖尿病患者的"U-健康"糖尿病远程医疗服务，并验证其有效性和安全性。他们选择了 81 例老年 T2DM 患者，将其分为实验组和对照组，实验组用具数据传输功能的血糖仪传送血糖数据到医疗组，患者将获得药物、饮食、运动等"U-健康"糖尿病远程综合管理服务；对照组维持传统的门诊就诊模式，不给予额外的干预，两组间隔 3 个月接受定期随访。此研究结果表明，将基于互联网的糖尿病远程综合管理应用于老年 T2DM 患者，可以有效控制其血糖并且降低糖化血红蛋白水平。[34]

中国人民解放军第 254 医院的朱凤华和伊红开展了远程心电监护系统在医院外老年人群中的应用的研究。她们使用远程心电监测网络系统，对驻天津的 320 名军队离退休老干部进行每天 3 次的心电监测。此项研究结果发现，基于互联网的远程心电监测网络系统能够实时监测患者的心电情况，不管老年人是在单位、家中，还是在紧急医疗状况下，医院都可以随时随地进行心电监控。[35]

2. 我国远程老年医学实践工作

（1）中国人民解放军总医院的相关工作

中国人民解放军总医院第二医学中心的国家老年疾病临床医学研究中心在远程老年医学方面开展了卓有成效的工作。他们组建了远程老年心电监测平台，该远程老年心电监测平台使用互联网技术和云平台，以国家老年疾病临床医学研究中心为核心终端，采用可穿戴心电设备人工智能心电图（artificial intelligence electrocardiogram，AI-ECG）智能分析系统。AI-ECG是人工智能技术和机器学习技术应用于心电监测领域的创新。相比传统心电算法诊断，AI-ECG在准确率和诊断速度方面有巨大优势，可以帮助医生作出准确的心电图诊断。AI算法已拥有专家一样的读图能力，并能在保证准确率的前提下大幅缩短读图时间。AI-ECG诊断项目覆盖主要的心血管疾病，在诊断心律失常（冲动形成异常、冲动传导异常）、房室肥大、心肌缺血、心肌梗死方面较传统诊断方法具有优势，尤其是诊断心房扑动、心房颤动、完全性左束支传导阻滞、完全性右束支传导阻滞、预激综合征等心血管疾病。该远程老年心电监测平台有效地覆盖了医院外老年心脏病患者心电监测管理的盲区，形成院内外老年心脏病患者管理的闭环模式，有利于老年心脏病患者急性事件的早期预警及老年患者的个体化管理。老年人和老干部可以分别在居住小区和干休所的医疗站点由专业的医务人员上门安装该智能监测系统的心电监测设备。该智能监测系统已经在基层医疗机构开展了远程动态心电监护和恶性心律失常的实时预警工作，其应用提高了高龄老人和失能老人的居家管理水平，将防治关口前移，实现了对慢性病的主动干预，探索形成了老年慢性病主动健康管理的新模式。

（2）上海市第八人民医院的相关工作

上海市第八人民医院远程医学中心已完成"互联网+医疗"网络建设（申请2项国家发明专利）、"互联网+护理服务"网络建设（申请1项国家发明专利），以及互联网远程心电诊断网络建设。笔者负责上海市第八人民医院远程医学中心和肾脏内科所有的远程会诊和远程急会诊，共完成 2446 例远程诊疗，其中 85% 以上为老年患者，包括多位年龄大于 95 岁的老年急性肾衰竭重症患者，及时挽救了患者的生命；及时为社区卫生服务中心全科医生接诊的疑难杂症和伴有多种复杂并发症的患者提供了有效的治疗方案；针对患有慢性疾病、行动不便的老年患者开展远程诊疗，为上海市徐汇区 5 个社区卫生中心的 29 个卫生站的患者提供远程诊疗，为上海市金山区偏远乡村的患者提供远程会诊服务；申请科研课题 1 项，发表远程医学相关的 SCI 论文 2 篇。

上海市第八人民医院远程医学中心建立了远程会诊网络、"互联网+护理服务"网络、远程心电诊断网络。远程会诊工作的开展解决了患有各种疾病、行动不便的老年患者的就医困难问题；实现了优质医疗资源的均等化，建成了老年患者 CT 和磁共振检查的绿色通道；为偏远地区的广大患者提供了高效优质、方便快捷的医疗服务，缓解了偏远地区患者的就医困难问题。应用远程会诊，老年患者不需要经历从医院挂号、门诊看病，到缴费，再到 CT 和磁共振检查预约整个过程，将以前需要一天时间才能完成的诊断治疗和 CT、磁共振检查缩减到一个小时，极大地方便了老年患者就医和接受 CT、磁共振检查。

2018 年，上海市第八人民医院从临床、科研、教学三个方面开始远程医学中心新学科的创建工作，经过 5 年多的艰苦努力取得了比较好的成果。

① 在上海市的区级层面，开展了上海市徐汇区 5 个社区卫生中心的 29 个卫生站和金山区偏远乡村大茫村的远程会诊工作，共完成了 2305 例远程诊疗，有效缓解了偏远乡村患者就医困难状况，及时挽救了患者的生命，得到了老年患者及其家属的好评，取得了非常好的社

会反响。2021 年 4 月 19 日上海电视台晚间栏目曾对此做专题报道。

② 在外省、市层面，开展了徐汇区对口援疆的云南省红河州 11 个边境县、21 个乡村医院的远程医疗工作。

③ 在国际层面，开展了针对海外华人的跨国远程会诊工作，避免了他们在国外就医无法使用中文向外国医师诉说病痛的语言障碍问题，此研究成果已经申请国家发明专利 1 项。2021 年，笔者前后 3 次为美国密苏里大学堪萨斯分校（University of Missouri-Kansas City, UMKC）医学院美籍华裔终身教授、94 岁的老母亲，开展跨越浩瀚太平洋的远程会诊，解决了海外华人就医过程中无法用中文描述疾病症状的问题。

➤上海市第八人民医院远程医学中心已构建起基于互联网的联合远程会诊系统（见图 1），申请 2 项国家发明专利。基于互联网的联合远程会诊系统的技术路线为：

① 社区卫生服务中心的全科医生对患者进行初步的检查和诊断。

② 全科医生决定是否发起互联网联合远程会诊的申请。

③ 互联网联合远程会诊申请经过上海市第八人民医院远程诊疗中心的管理人员审核同意。

④ 通知上海市第八人民医院相关临床学科的专家通过互联网与全科医生进行联合远程会诊。

⑤ 远程会诊结束以后由上海市第八人民医院的专家出具会诊意见，通过互联网发送给社区卫生服务中心的全科医生。

⑥ 社区卫生服务中心的全科医生根据专家的会诊意见对患者进行相应的诊断和治疗。

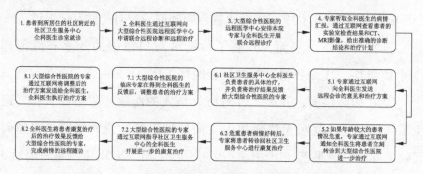

图1　基于互联网的联合远程会诊系统流程（见彩图）

➤上海市第八人民医院远程医学中心已经构建起基于互联网的上门护理服务系统（见图2）。基于互联网的上门护理服务系统的技术路线为：

① 老年患者或其家属通过智能手机上的应用程序订购家庭护理服务。

② 医疗机构在告知患者服务内容、责任和可能存在的风险后，评估患者的健康状况并获得患者的知情同意书。

③ 选择具有至少5年临床护理经验和相关技术职称的护士到老年患者家中提供家庭护理服务。

④ 护士应遵守相关法律、职业道德和技术操作标准，保证护理质量。

⑤ 家庭护理服务结束后，老年患者签字确认。护士把医疗废物打包后带回医院进行无害化处理。

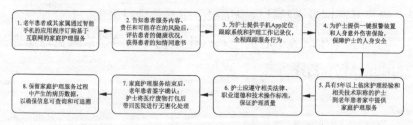

图2　基于互联网的上门护理服务系统流程（见彩图）

➤上海市第八人民医院远程医学中心已经构建起基于互联网的远程心电诊断系统（见图3）。基于互联网的远程心电诊断系统的技术路线为：

① 社区卫生服务中心全科医生根据患者病情决定是否需要做心电图检查。

② 社区卫生服务中心全科医生给患者做心电图检查。

③ 社区卫生服务中心全科医生将患者的心电图影像通过互联网传送到上海市第八人民医院远程会诊中心。

④ 上海市第八人民医院将患者的心电图影像传送给心电图影像诊断医师。

⑤ 心电图影像诊断医师根据收到的心电图影像，给出远程诊断结果。

⑥ 心电图影像诊断主诊医师复核心电图诊断结果。

⑦ 上海市第八人民医院远程会诊中心通过互联网将诊断结果传送回社区卫生服务中心。

⑧ 社区卫生服务中心全科医生根据心电图影像诊断报告进行相应的治疗。

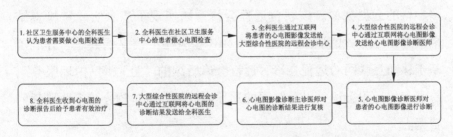

图3　基于互联网的远程心电诊断系统流程（见彩图）

上海市第八人民医院远程医学中心创建了一种全新的联合远程会诊模式，其主要特点是，由社区卫生服务中心的全科医生和大型综合性医院的专家对疑难病和重症患者实施联合会诊。该中心建立的联合远程会诊系统与其他国家使用的典型远程医疗系统不同，主要区别在于：先由全科医生对患者进行初步的问诊和触诊、叩诊、听诊检查，再由他通过互联网与上海市第八人民医院专家进行联合诊疗。这明显有别于美国、法国等西方国家开展的远程医学诊疗模式。美国、法国等西方国家目前开展的远程医学诊疗模式的普遍做法是医生和患者通过互联网直接进行远程诊疗，在诊疗过程中，医生与患者不直接接触，无法对患者进行系统全面的体格检查，不能进行触诊、叩诊、听诊等临床医师进行临床诊疗时所必需的基本诊断操作，容易造成诊断偏差。上海市第八人民医院远程医学中心的联合远程会诊模式可以避免国外远程医学诊疗模式中由医生不与患者直接接触造成的诊断偏差。表1列出了上海市第八人民医院远程医学中心的远程医学系统与其他国家的远程医学系统相比较所具有的14个方面的技术先进性。上海市第八人民医院远程医学中心的联合远程会诊系统具备传统医疗和"互联网+医疗"两者的优势。

上海市第八人民医院远程医学中心的联合远程会诊系统是建立在大型综合性医院医学资源基础上的远程医学系统，可以提供临床多学科的远程会诊。该联合远程会诊系统实现了患者实验室检查结果信息，以及影像学CT、磁共振MRI检查结果信息的共享，开展了基于移动互联网的远程会诊、远程会诊后续的"互联网+护理服务"、跨省市的远程会诊，以及跨国的远程会诊，并且远程会诊不收取任何费用。

表 1　上海市第八人民医院远程医学中心的远程医学系统与西方国家的远程医学系统的比较分析

项目	中国	美国			意大利	法国
	上海市	新罕布什尔州黎巴嫩市	南卡罗来纳州查尔斯顿市	俄亥俄州阿克伦市	墨西拿市	鲁昂市
会诊规模	临床多学科联合会诊	临床单一学科会诊	临床单一学科会诊	临床单一学科会诊	临床单一学科会诊	临床单一学科会诊
申请远程医疗的患者	老年慢性病患者（年龄≥60岁）	肥胖患者、老年患者、非老年患者	非劳效性重度抑郁症患者，符合治疗法患者，符合 DSM－Ⅳ 重度抑郁症标准的退伍军人（年龄≥58岁）	老年心力衰竭患者（平均年龄69岁）	老年抑郁症患者	老年心力衰竭、皮肤病患者
远程医疗服务模式	由社区卫生服务中心的全科医生和大型综合性医院的专家共同会诊	医生和患者通过互联网单独会诊	医生和患者通过互联网单独会诊	医生和患者通过互联网单独会诊	医生和患者通过互联网单独会诊	医生和患者通过互联网单独会诊
是否能为多并发症患者进行会诊	是	否	否	否	否	否
远程医疗服务平台	临床多学科的大型综合性医院	单一临床学科	单一临床学科	单一临床学科	单一临床学科	单一临床学科

续表

项目	中国	美国				意大利	法国
	上海市	新罕布什尔州黎巴嫩市	南卡罗来纳州查尔斯顿市	俄亥俄州阿克伦市	墨西拿市	鲁昂市
是否能对患者进行体格检查以避免误诊	是	否	否	否	否	否
实验室检验结果信息是否共享	是	否	否	否	否	否
CT 和 MRI 检查结果信息是否共享	是	否	否	否	否	否
是否能用移动互联网远程诊疗	是	否	否	否	否	否
后续是否能开展基于互联网的家庭护理服务	是	否	否	否	否	否
是否收费	否	是	是	是	是	是

在开展远程会诊的同时，上海市第八人民医院远程医学中心积极开展针对全科医生的远程医学继续教育，面向徐汇区 5 个社区卫生服务中心的 29 个卫生站的医生，重点讲解疑难复杂疾病的诊断思路和治疗方法，以迅速提升全科医生的诊断治疗水平。2021 年 5 月，徐汇区卫健委管理发展中心召开推进徐汇区远程医学工作的专门会议，高度评价上海市第八人民医院的远程医学工作，决定将上海市第八人民医院远程医学中心作为发展徐汇区远程医学工作的骨干单位，将其远程医学中心运行模式在徐汇区进行复制推广。

上海市第八人民医院远程医学中心的远程医学工作取得了非常好的社会效益：① 确保了老年患者无须反复来医院就诊，避免出现院内交叉感染。② 解决了行动不便的老年患者和偏远地区群众的就医困难问题。③ 解决了长期卧病在床的老年患者的护理难题，得到了老百姓的好评。④ 在开展远程会诊的同时开展针对全科医生的远程医学继续教育，教授全科医生疑难复杂疾病的诊断思路和治疗方法，提升了全科医生的诊断治疗水平。⑤ 通过发表 SCI 论文向国内外专家介绍上海的远程医疗模式，与西方发达国家的远程医学模式进行比较，得到国外专家的高度评价，扩大了上海市第八人民医院的国际知名度。⑥ 开展了针对海外华人的跨国远程会诊，解决了他们在国外就医时面临的语言障碍问题。

第三章　国际远程老年医学的新进展

近 20 年来，远程医学在西方发达国家得到快速发展，远程医学融合现代互联网技术和传统临床医学，形成了一门独立的新兴学科，已经被广泛应用于多种疾病的诊断、治疗，以及慢性疾病管理方面。

2019 年世界卫生组织成立了远程医学和数字健康部门，同时发布了第一个数字健康干预指南文件。新冠疫情发生后，很多国家推出针对远程医学的临时政策，保证了远程医疗与传统的在综合性医院门诊获得的医疗能够得到同等的医保报销待遇。西方一些发达国家已经成立了国家级别的医学会下属的"远程医学学会"，专门从事远程医学临床实践的管理和研究工作。美国远程医疗协会（American Telemedicine Association，ATA）已经制定和颁布了远程医学的临床实践指南，其中包括远程医疗、远程家庭医疗、远程康复等一系列实践指南。美国远程医疗协会是 1993 年成立的一个非营利组织，总部设在华盛顿哥伦比亚特区，其主要工作是制定远程医疗的诊断和治疗标准以及临床实践指南，帮助从业者提供有效和安全的远程医疗服务。美国远程医疗协会倡导推广使用先进的远程医疗技术，致力于充分整合远程医疗及医疗保健系统，提高世界各地医疗质量、促进医疗服务机会公平和提升医疗保健支付能力。

2023 年 3 月 4 日至 6 日，美国远程医疗协会在美国圣安东尼奥市举办了第 27 届年会暨远程医疗设备展览会，这是世界上规模最大的远程医疗综合性大会，是世界远程医疗、数字医疗、移动医疗领域内医学人士及企业家的重要论坛，每年年会都有数千名来自传统医学、学术医疗中心、电信科技公司、电子医疗业、医学会、政府和其他相关组织的与会者参加。

回顾远程医学在世界各国的发展历程可以发现，远程医学的发展经历了艰难曲折的历程，世界各国远程医学的模式和发展历程存在巨大的差异。在 20 世纪 50 年代，西方发达国家学者开始了对远程医学工作的研究，远程医学最早由美国学者于 20 世纪 50 年代末开始临床应用，美国学者 Wittson 创新性地将双向电视系统应用于医疗实践，Jutra 等创立了远程放射医学。此后，美国有专家学者利用通信和电子技术进行医学活动，并出现了 Telemedicine（远程医学）这个专有名词。如今，远程医学是指使用远程通信技术和计算机多媒体技术提供医学信息和服务。远程医学至今已经历了 60 年的发展，美国目前是全球远程医学最发达的国家之一。

国际上，远程医学已经在临床医学的诸多领域得到广泛应用，特别是在远程老年医学领域。有学者对新冠疫情期间初级和专科门诊的远程医疗患者的临床特征进行了研究。也有学者对远程老年医疗系统的效率、成本，以及患者和护理者的接受程度进行了评估。还有学者对向老年患者提供远程医疗的可行性、可接受性和成本效益进行了研究。远程医学系统在老年患者疾病诊断和治疗中的重要性日益受到关注。

一、美国远程老年医学发展情况

老年人享有医疗服务的公平性非常重要。由于年龄的增长和社会的发展，老年人无法很好地使用互联网和智能设备，这导致老年患者在获得远程医疗服务和初级保健方面的权利不平等。在美国，L. A. Eberly 等发现老年患者使用远程医疗的比例较低，这表明老年患者在获得远程医疗护理方面存在不公平现象，值得进一步关注。[36]这可能是因为老年患者年龄较大，使用互联网和智能设备的能力较差，不能熟练地利用互联网、个人计算机或者智能手机申请远程医疗服务。

美国加利福尼亚大学的 Yong K. Choi 等学者开展了使用物联网智能家居系统促进居家老年人健康老龄化的可行性研究。他们以居住在社区的老年人为研究对象，开展了为期 2 个月的可行性研究：用家中安装和部署的物联网设备监测老年人的健康状况，监测所用物联网设备因社区老年人的喜好而异。研究发现在老年人的住宅中使用物联网智能家居设备是可行的，物联网智能家居系统对远程医疗有非常重要的帮助，智能家居是促进老年人健康老龄化的重要因素之一。[37]

美国纽约州立大学的 West 等教授开展了远程医疗在制定行为改变目标方面的应用的研究，研究团队利用远程医疗系统为美国农村医疗服务短缺的老年糖尿病患者设定糖尿病宣教和远程医疗服务的目标，并检验远程医疗服务目标的达成率。他们以居住在纽约州北部农村地区的糖尿病医疗保险受益人为研究对象，这些糖尿病患者每 4~6 周与医生、护士和营养师进行远程视频会诊，持续 2~6 年。每次远程视频会诊，会建立与营养、身体活动、监测、糖尿病健康维护和家庭远程医疗设备相关的行为改变目标，并在下次远程视频会诊时进行评估。研究结果表明，最常见的行为目标与监测、糖尿病健康维护、营养、锻炼和远程医疗设备的使用有关。68%的行为目标被评为"改善"或"达标"。他们研究发现远程视频会诊可以成功地用于糖尿病宣教和远程医疗服务目标的实现，帮助美国农村医疗服务短缺的老年人进行糖尿病自我管理。[38] 这给我们带来启示：远程医学在向老年患者提供初级护理和医疗服务方面是可行的，临床医生应在日常实践中应用远程医学帮助患者克服因居住地与医院距离太远造成的获得医疗服务的障碍，让患者获得方便、快捷、高效的远程医疗服务。

美国纽约市罗切斯特大学医学中心急诊医学部的 Shah 等教授开展了老年远程医疗增强紧急护理计划的定性评估的研究，他们以居住在老年生活社区的老年人为研究对象，制订了一项为这些老年人提供远程医疗增强紧急护理的计划。在 2011 年 6—8 月间，他们通过远程医疗系统观察老年人的情况，做好相关记录，结束后使用半结构化的问诊指南进行访谈并分析。研究结果表明，参与此项研究的老年人及其家人对远程医疗增强紧急护理表示满意。此研究发现远程医疗增强紧急护理是一种可接受的远程医疗方式，应用远程医疗可以缩短老年患者因无法及时去医院就诊而导致的治疗延误，让老年患者在第一时间得到及时有效的救治。[39]

美国俄亥俄州肯特州立大学的 Goldstein 等教授开展了老年心力衰竭患者远程健康干预（电子药盒）和移动健康干预（智能手机上的应用程序）两种远程医疗药物提醒系统的可行性研究，研究此两种远程医疗药物提醒系统用于改善老年心力衰竭患者的用药依从性，比较老年心力衰竭患者对器械的接受程度。此研究以平均年龄为

69 岁的 60 名成人为研究对象，将患者随机分配到 4 组中的 1 组：药盒无声组、药盒提醒组、智能手机无声组、智能手机提醒组，检查28 天内他们对 4 种药物的依从性。结果显示老年心力衰竭患者的总体用药依从率为 78%。使用电子药盒的老年心力衰竭患者 80% 的时间能坚持用药，使用智能手机的老年心力衰竭患者 76% 的时间能坚持用药。接受提醒的老年心力衰竭患者 79% 的时间能坚持用药，而使用被动用药提醒设备的老年心力衰竭患者 78% 的时间能坚持用药。研究发现老年心力衰竭患者更乐于接受移动健康干预的方法来提高用药的依从性，此研究认为未来的干预措施可能需要解决如动机缺乏等导致依从性差的其他因素。[40]

美国约翰斯·霍普金斯大学公共卫生学院社会与行为科学系卫生政策与管理专业的 Roter 教授开展了老年患者就医满意度的调查研究，结果发现与年轻患者相比，老年患者在接受远程医疗服务过程中比非老年患者更加有礼貌，能够获得更多的信息、进行更全面的交流且咨询更多有关药物的问题，此外老年患者在远程医疗过程中很少开玩笑。尽管老年患者的健康状况较差，但他们对医疗健康护理的满意度却比年轻患者高。老年患者的医嘱首先由大型综合性医院的专家发出，然后由家庭医生监督执行，家庭医生应熟悉老年患者的医疗服务需求，以更好地满足老年患者对医疗服务的需求。研究发现应用远程医学系统可以极大地缩短老年患者需要跨越的空间距离，减少就诊时间。同时，此研究发现老年患者比年轻患者对应用远程医学获得的远程医疗服务的满意度更高。[41]

美国达特茅斯-希区柯克医疗中心的 Batsis 等教授开展了农村地区关于肥胖症管理的远程医疗和初级保健创新医疗方法的研究，他们以农村地区的老年人为研究对象，强调了农村环境的挑战，这些环境中老年人口增长最快，肥胖率高，而且劳动力短缺，缺乏专业服务。远程医疗已经在其他专业领域得以成功实施，但是研究发现在遥远的、医疗资源相对不足的农村，远程医疗仍面临一些挑战，作者提出了相关建议和解决方案，包括人员配置模式的改变等。此研究得出结论：远程医疗已成功应用于一些医疗领域，可以作为一种有用的方式，为偏远地区和医疗资源匮乏环境中的患者提供急需的强化行为治疗。[42]

美国 Mitka 教授开展了将远程医疗应用于向老年人提供精神健康服务的研究，此研究发现通过远程医疗系统向老年人提供精神健康服务，可改善老年人的心理健康，拓宽老年患者寻求精神健康服务的就医渠道。[43] 美国北卡罗来纳州温斯顿-塞勒姆的维克森林大学医疗中心医学总监 Beverly N. Jones 在国际老年精神病协会会议上表示，美国的许多老年人得不到充分的精神健康服务，远程医学有望在这方面取得巨大的成果。

近年来，老年人各种精神疾病的发病率显著上升。已经有研究发现应用远程医学系统为老年抑郁症患者提供的心理治疗效果优于医生在医院的诊室中提供的心理治疗效果，远程医学可以用来克服医护人员与老年患者距离较远的医疗护理障碍，将远程医学系统用于监测和管理老年患者的心理健康是远程医学应用于老年慢性病管理的一种新尝试。美国南卡罗来纳州查尔斯顿的拉尔夫·约翰逊退伍军人事务医疗中心和健康公平及农村推广创新中心的 Egede 等学者开展了一项随机、开放标签、非劣效的研究，研究应用远程医疗系统对患有抑郁症的老年退伍军人进行心理治疗的效果。此研究以美国拉尔夫·约翰逊退伍军人事务医疗中心和 4 家相关社区门诊诊所招募的退伍军人（年龄≥58 岁）和物质依赖患者为研究对象，研究人员将参与研究的所有人随机分配到应用远程医疗系统进行抑郁症心理治疗组、在医院的诊室中进行抑郁症心理治疗组。研究发现应用远程医疗系统进行抑郁症心理治疗组患者的治疗效果优于在医院的诊室中进行抑郁症心理治疗组患者的治疗效果。循证心理治疗可以通过基于家庭的远程医学系统进行，并且这种方法可以克服与患者距离远和出席面对面会议困难等相关的医疗护理障碍。将远程医学系统用于监测和管理老年患者的心理健康，将是远程医学应用于老年慢性病管理的一种新尝试。[44]

远程医学系统已广泛应用于城市社区和偏远地区老年患者的医疗服务中。美国许多远离城市的郊区和农村，由于医务人员的欠缺和先进医疗设备的不足，已经难以向老年患者提供有效的医疗服务，但是，近年来快速发展的远程医疗系统可以帮助解决向远离城市的郊区和农村的老年患者提供医疗保健和医疗服务的问题。美国西弗吉尼亚大学老龄化中心的 Goins 等教授开展了将远程医疗应用于农村老年患者的政策问题研究。从历史上看，美国广大的农村地区很难为当地农村居民提供医疗服务，与城市地区的卫生保健相比，美国广大农村的卫生保健往往面临卫生保健专家短缺、医疗设备质量低劣和医疗资源不足的问题。远程医疗的使用将有助于解决向农村老年人提供医疗保健和医疗服务所面临的许多问题。尽管远程医学在满足农村老年人的医疗护理需求方面具有巨大潜力，但如果没有全面完整的医保报销政策、远程诊疗的伦理道德行为准则、患者记录安全管理措施以及充足且兼容的互联网网络基础设施，这一潜力就无法完全发挥。因此，远程医疗系统的使用虽然可以帮助解决向农村老年人提供医疗保健和医疗服务的问题，但是需要进一步完善医保的报销政策、远程诊疗的伦理道德行为准则、保障患者个人隐私的安全措施以及互联网网络设施。[45]

老龄化社会，保障老年患者享有平等的医疗服务权利非常重要。远程医疗中老年人接受医疗服务的不平等已成为影响老年人健康长寿的重要因素，尽快解决这一严重问题可以大幅度地提高老年人的生活质量，延长老年人的生命。美国是全世界开展远程医学工作比较早的国家之一，1993年，美国成立了美国远程医疗协会，其倡导推广使用先进的远程医疗技术，致力于推动远程医疗进入医疗保健系统，提高远程医疗的质量、公平性和远程医疗保险的支付能力。

2017年2月，美国远程医疗协会发布了《全美50州远程医疗差距分析》报告，以翔实的数据揭示了美国各个州远程医疗的覆盖率和医疗保险的报销比例。美国远程医疗协会公布的报告确定了美国各州远程医疗在覆盖范围、报销标准、医生执业标准及执业许可证方面存在的差距。报告指出，几十年来美国的临床研究取得了显著的成果，但美国的医疗政策并不稳定。健全远程医疗服务的支付条件和保险覆盖范围是远程医疗应用中最大的挑战之一。纷繁复杂的保险条款和种类不一的支付流程成为患者和医疗供应商利用远程医疗的主要阻力。美国远程医疗协会收集了全美50个州中50种不同的复杂的远程医疗政策，并将它们转换为一种简单易用的格式。报告将远程医疗覆盖率和与报销相关的数据分为13类指标，通过研究分析和揭示了各州不同政策下远程医疗发展的差异。

2014年9月开始，全美所有医疗救助机构都采用了一定的远程医疗覆盖措施。2016年开始，全美已经有7个州采取了改善远程医疗服务覆盖和报销的政策，但也有两个州及华盛顿哥伦比亚特区选择降低远程医疗覆盖率或采取进一步限制远程医疗覆盖的政策。在美国，远程医疗产生的医疗费用已经可以在医疗补助计划中报销，全美 50 个州的医疗补助计划都覆盖了远程医疗服务，11 个州通过更加全面的远程医疗覆盖为患者提供无障碍的远程医疗服务。康涅狄格州、佛罗里达州、夏威夷州和艾奥瓦州确保了远程医疗对所有患者的平等覆盖，使远程医疗的应用没有限制，实现了远程医疗服务的全覆盖。美国鼓励开展在各州雇员健康计划下的远程医疗覆盖和报销，已经有 26 个州出台了一个或多个涵盖某种类型的远程医疗保险的州雇员健康计划，大多数州都对其州雇员健康计划实行了自我保险。夏威夷州、路易斯安那州和内布拉斯加州等，正在通过立法或寻求联邦豁免的方式，使远程监测慢性疾病管理得以实现医保覆盖。已有 21 个州实现了患者病情远程监测的覆盖。此外，尽管智能手机已在全美普及，但爱达荷州、密苏里州、纽约州、北卡罗来纳州和南卡罗来纳州仍禁止使用"手机视频"或"视频电话"来实施远程医疗服务。

　　美国各州的远程医学还在牙科、药物滥用的治疗或咨询、门诊问诊或咨询、超声波和超声心动图诊断方面提供远程医疗服务。对于精神和行为健康服务，一般来说精神健康评估、个人治疗、精神病问诊检查和药物管理等是覆盖得最广泛的远程医疗服务，美国有的州鼓励相关机构使用远程医疗提供精神卫生服务。美国有 3 个州将远程医疗的覆盖范围扩大至远程康复治疗，有 25 个州可报销远程康复医疗服务费用。

　　为了确保每个人都享有平等地接受远程医疗服务的权利，美国许多州已经出台了相关保障法规，卫生行政主管部门制定了相关的政策推广运用远程医疗，以降低患者接受远程医疗服务的费用、控制医疗成本、改善护理工作，使远程医疗更好地为广大患者服务。对于远程医疗，美国私人保险公司可实现与面对面门诊同等的保险覆盖。此外，全美各州的医疗补助计划也正在开发与应用远程医疗的支付方法，以实现远程医疗服务全覆盖。

二、欧洲国家远程老年医学发展情况

俄罗斯 Temnikova 教授开展了老年慢性心力衰竭患者门诊治疗的问题与对策的研究，研究发现老年慢性心力衰竭患者对医生医嘱的依从性低是老年慢性心力衰竭患者治疗结果不理想的原因之一。为了提高患者对医生医嘱的遵守程度，医生应该联合使用远程医学系统和专门培训的社会工作者共同管理老年慢性心力衰竭患者，这个措施提高了治疗的有效性并提高了患者的生活质量。因此，此研究得出结论：远程医学系统在家庭健康监测中的应用可以帮助患有慢性病的老年患者进行慢性病的自我管理。[46]

意大利神经研究和护理中心研究所的 Maresca 等学者研究发现远程老年医学可以有效地为老年患者提供医疗服务，以预防心血管疾病和其他并发症。为提高老年人的生活质量，Maresca 等学者开展了西西里岛远程医疗系统作用的研究，此研究以 22 名老年参与者为研究对象，让他们每两周接受一次心理咨询、每月接受一次神经科医生的问诊。神经心理学评估包括简化的精神状态检查、日常生活活动调查、器械性日常生活活动调查、老年抑郁量表和主要健康指标调查，在入院时和研究结束时对他们的神经心理学状况分别进行评价。营养评估包括基础的血液生物化学指标检测和每 4 个月对血糖、总胆固醇和甘油三酯进行的检测。研究结果表明，这些老年人在研究结束时的血液生物化学指标、日常生活活动情况、老年抑郁量表情况和主要健康指标等都与入院时有明显的差异。血液生物化学指标检测结果显示出明显的变化，特别是这些老年人的血胆固醇的数值、高胆固醇血症和高甘油三酯血症患者的身体质量指数（body mass index，BMI）

均有所下降。此外，他们发现这些老年人的血液生物化学指标与日常生活活动、老年抑郁量表和健康调查表的评分有适度的相关性。因此，Maresca 等学者认为远程医学可以作为一个合适的工具，促进老年人抑郁症状的缓解，通过改善其社会功能、认知水平和营养习惯来防止老年人心血管疾病和原有慢性疾病加重，从而更有效地为老年人提供医疗保健服务。[47]

在过去 10 年中，西方国家远程医疗在心理健康护理方面的应用得到了显著发展。西班牙的圣地亚哥德孔波斯特拉大学综合医院的专家应用远程医学开展老年精神病患者的远程心理医学（Telepsycho-geriatrics）治疗和护理研究，发现这一模式将在向偏远农村社区提供医疗护理服务方面发挥较大的作用。另外，法国省级康复和护理中心的 Eudes 等学者开展了远程医疗对老年人或残疾人获得康复护理的益处的研究。他们以老年人或残疾人为研究对象，研究远程医疗是否能够促进老年人或残疾人获得护理服务。此研究发现与城市地区的医疗护理服务相比，农村地区的医疗护理服务往往面临医疗护理专业人员缺少、医疗护理技术更新慢、医疗护理设备落后、医疗护理资源不足等问题，他们经过研究认为应用远程医学可以帮助老年人或残疾人获得有效的康复护理服务。[48]

法国斯特拉斯堡大学医院的 Andrès 教授及其研究团队开展了老年心力衰竭患者远程医疗应用的研究。此研究应用 E-care 远程监测系统自动智能检测使用者患心力衰竭的风险，研究结果表明 E-care 远程监测系统已经可以自动智能地检测患者的心脏疾病发展到心力衰竭的风险。目前，该研究团队正在研究 E-care 远程监测系统是否可以降低心脏病患者的死亡率或发病率，是否可以减少心脏病患者的住院次数。此研究评估了远程老年医学系统应用于医疗服务对降低心脏病患者死亡率或发病率以及减少住院次数的潜在贡献，并验证了其对卫生经济学的影响。[49]

法国鲁昂大学医院老年医学系的 Zulfiqar 教授团队开展了应用远程医疗为法国老年人提供各种医疗服务的研究。此研究以法国老年人为研究对象，综合并分析了法国在不同的健康领域开展远程医疗研究的状况。此研究发现，随着年龄的增长，老年人对远程医疗这种创新的医疗方法的接受度越来越高。此研究通过调查远程医疗在卫生经济学方面的影响，发现远程医疗可以产生明显的经济效益和社会效益。[50]

第四章　我国"互联网+护理服务"的研究及应用

随着我国逐渐进入老龄化社会，老年患者对家庭护理服务的需求迅速增长。家庭护理服务在老年患者疾病治疗中的巨大价值越来越受到关注。关于为老年患者提供家庭护理服务的可接受性、可行性和成本效益的研究已广泛开展。

世界各国的医务工作者的临床医学实践和研究证明，基于互联网为患者提供上门护理——"互联网+护理服务"是满足老年患者家庭护理需求的一个有效方法。"互联网+护理服务"是基于互联网向行动不便的患者开展的上门护理服务。2019 年 1 月 22 日，国家卫健委下发《关于开展"互联网+护理服务"试点工作的通知》（国卫办医函〔2019〕80 号），其试点工作方案中提出"互联网+护理服务"主要是指医疗机构利用在本机构注册的护士，依托互联网等信息技术，以"线上申请、线下服务"的模式为主，为出院患者或罹患疾病且行动不便的特殊人群提供的护理服务。

据国家统计局统计，截至 2022 年年底，全国 60 岁及以上老年人口达 2.8 亿人，占总人口的 19.8%；2035 年左右，60 岁及以上老年人口将突破 4 亿人，在总人口中的占比将超过 30%，我国社会将进入重度老龄化阶段。目前，我国患慢性病的老年人已经超过 1.9 亿人，占老年人总数的 71%，慢性病已经成为老年人的主要健康问题。"互联网+护理服务"的重点是对高龄或失能老年人、康复期患者和终末期患者等行动不便的人群，提供慢性病管理、康复护理、专项护理、健康教育、安宁疗护等方面的护理服务。随着我国社会老龄化程度的加剧，智力减退的老人、丧失活动能力的老人、超高龄老人和空巢老人增多，老年人群对上门护理服务的需求明显增加。而目前我国临床专业护理人员短缺，根据 2020 年国家卫健委统计，全国注册护士总数约 470 余万人，每千人口注册护士数 3.34 人，这一数据远远低于欧美发达国家。在这种情况下，利用"互联网+"能够扩大医疗机构的护理服务能力，满足老龄化社会广大老年人对护理服务的需求。

国家卫健委下发的《"互联网+护理服务"试点工作方案》明确规定开展"互联网+护理服务"的必须是已取得《医疗机构执业许可证》并已具备家庭病床、巡诊等服务方式的实体医疗机构（以下简称"试点医疗机构"），其依托互联网信息技术平台，派出本机构注册护士提供"互联网+护理服务"，将护理服务从机构内延伸至社区、家庭。派出的注册护士应当至少具备 5 年以上临床护理工作经验和护师以上技术职称，能够在全国护士电子注册系统中查询。试点医疗机构在提供"互联网+护理服务"前对申请者进行首诊，对其疾病情况、健康需求等情况进行评估。经评估认为可以提供"互联网+护理服务"的，机构可派出具备相应资质和技术能力的护士提供相关服务。护士在执业过程中应当严格遵守有关法律法规、职业道德规范和技术操作标准，规范服务行为，切实保障医疗质量和安全。服务过程中产生的数据资料应当全程留痕，可查询、可追溯，满足行业监管需求。试点医疗机构与第三方互联网信息技术平台应当签订合作协议，在合作协议中，应当明确各自在医疗服务、信息安全、隐私保护、护患安全、纠纷处理等方面的责权利。此外，试点医疗机构实施"互联网+护理服务"，还应当与服务对象签订协议，并在协议中告知患者服务内容、流程、双方责任和权利以及可能出现的风险等，签订知情同意书。为防控和应对风险，试点医疗机构可以要求患者上传身份信息、病历资料、家庭签约协议等资料进行验证；互联网信息技术平台可以购买/共享公安系统个人身份信息或人脸识别等人体特征识别技术进行比对核验；试点医疗机构或互联网信息技术平台应当按照协议要求，为护士提供手机 App 定位追踪系统，配置护理工作记录仪，使服务行为全程留痕可追溯，配备一键报警装置，购买责任险、医疗意外险和人身意外险等，切实保障护士执业安全和人身安全，有效防范和应对风险。

利用互联网技术延伸拓展和创新护理服务模式，开展健康筛查，通过分析整合大数据，将健康管理前置、健康服务再前置，这不仅成为传统护理工作的重要补充和有效手段，而且进一步丰富和完善了整体护理及优质护理内涵，为大众提供了个体化、人性化的医疗护理服务，最大限度地实现了护理需求的多样性和可及性。

上海是中国人口老龄化程度较高的城市，并且上海人口老龄化的速度正持续加快。统计显示，截至 2021 年年底，上海全市 60 岁及以上的户籍人口为 542.22 万人，占户籍人口总数的 36.3%。《上海蓝皮书：上海社会发展报告（2022）》预测，到 2025 年，上海市 60 岁及以上户籍人口规模将突破 600 万人，届时上海老龄化率将突破 40%。上海社会老龄化速度不断加快，据预测，到 2025 年，80 岁及以上的高龄老人将比 2023 年增加 6.78 万人，增长 7.8%，远高于户籍老龄化率 3.55% 的增长速度。但是，我国的各级医疗机构为老年人提供家庭护理服务和医疗保健的能力仍然非常有限，在满足老年人医疗护理服务需求方面存在较大缺口，我国各级医疗机构的护士的医疗护理工作非常繁忙，医院的护士几乎常年处于满负荷工作状态，很少有时间向患有慢性疾病、长期卧床、行动困难的老年人提供上门护理服务。

国家卫健委高度重视向老年人提供方便高效的上门护理服务。2019 年国家卫健委确定将北京市、天津市、上海市、江苏省、浙江省、广东省作为试点地区，开展"互联网+护理服务"试点工作，从制定规章制度、布局临床医疗护理资源、培养临床医疗护理人才等各方面做了大量的卓有成效的工作。国家卫健委联合相关部门建立了老年护理需求评估制度，指导各级医疗机构的医务人员有序开展老年护理需求评估和供给工作。在增加老年护理服务资源和服务供给方面，国家卫健委出台了指导意见和工作要求，指导医疗机构开展老年居家护理服务，让老年人在自己所居住的家中就可享受到方便、快捷、高质量的护理服务。2020 年，国家卫健委发布了《关于加强老年人居家医疗服务工作的通知》（国卫办医发〔2020〕24 号），要求有条件的医疗机构积极为老年人提供疾病诊疗、医疗护理、康复治疗等上门医疗和护理服务。国家卫健委加强了老年护理从业人员的培养和培训工作，包括制定培训大纲、指南，指导各地加强老年护理专业工作人员的培训，提高他们的护理能力和水平。国家卫健委选择了15 个省区市开展上门老年医疗护理试点工作，要求创新多元化、多层次的老年医疗护理服务模式，增加多层次老年医疗服务供给，加强老年医疗护理人才培养，完善老年医疗护理体制机制和政策体系，发挥典型的带动作用，推动全国老年医疗护理服务工作的快速发展，以满足广大人民群众特别是老年群体日益增长的医疗护理服务需求。

"互联网+护理服务"作为一种新型的医疗护理服务模式，将互联网技术与传统的护理服务相融合，发挥信息技术优势，将护理服务延续至院外，在延伸护理服务半径的同时，努力实现精准对接患者服务需求。为满足人民群众的健康服务需求，我国许多城市的公立医院相继开展了"互联网+护理服务"的试点工作。

"互联网+护理服务"在我国护理事业发展中起着重要的推动作用。我国"互联网+护理服务"仍处于初级发展阶段，需要从医疗护理安全、护士的人身安全、护理服务质量、护理服务收费标准等方面解决"互联网+护理服务"发展中面临的问题。基于此，相关部门提出加强医疗护理安全和护士的人身安全管理、统一收费标准、加强服务监管的发展策略，以推动我国"互联网+护理服务"的进一步发展。

南京大学医学院附属鼓楼医院老年医学科的卢璇等开展了以专科护士为主导的老年慢性病"互联网+护理服务"模式构建及其实施效果的研究。通过多学科协作，鼓楼医院组建了以专科护士为主导的多学科护理小组，并实施了"互联网+护理服务"。该研究通过评估老年慢性病"互联网+护理服务"开展情况及患者满意度和护士职业认同感，发现患者对"互联网+护理服务"满意度高于94.0%，实施"互联网+护理服务"模式以后，护士的把握感、自我效力（能）感、有意义感、一致感、自我决定感5个维度及各维度总均分高于实施前。因此，开展以专科护士为主导的"互联网+护理服务"可以满足患有各种慢性病的老年患者多元化和专业化的居家照护需求，降低老年患者的再入院率。"互联网+护理服务"模式提高了患者满意度，提升了护士的职业认同感。[51]

宁波大学医学院附属医院胃肠肛肠外科临床护士任爱娜等开展了观察"互联网+健康管理服务"在胃肠肿瘤患者随访中的应用效果的研究，以为患者的临床随访及诊疗提供指导。该研究选择 328 例胃肠肿瘤患者为研究对象，将其随机分为对照组和观察组，各 164 例，对照组采取传统随访护理措施，观察组采取"互联网+健康管理服务"随访措施。6 个月后比较两组患者随访前后的焦虑自评量表、抑郁自评量表及生活质量评分，分析两组并发症发生状况及对随访和护理的满意度。研究结果发现，干预前，两组患者的焦虑自评量表、抑郁自评量表及生活质量各维度评分差异均无统计学意义（$p > 0.05$）；干预 6 个月后，观察组的焦虑自评量表、抑郁自评量表评分均高于对照组，观察组认知、情绪、躯体、社会及角色功能评分均高于对照组，差异均有统计学意义（$p < 0.05$）。观察组患者并发症发生率（13.41%）低于对照组（30.49%），观察组对护理态度、护理知识及问题解答的满意度均高于对照组，差异均有统计学意义（$p < 0.05$）。通过研究发现，"互联网+健康管理服务"在胃肠肿瘤患者的随访中应用效果显著，能改善患者的焦虑、抑郁状况，减少并发症发生，提高患者生活质量。[52]

宁波大学医学院附属医院的袁媛等开展了临床护士进行"互联网+上门护理"时的工作状况与困难体验的研究。他们对临床护士参与"互联网+上门护理"服务工作的情况总结为成长与收获、困难与应对、期望与支持三部分，认为政府和医院应该出台相关政策及措施、制定合理定价策略及福利待遇鼓励护士积极投入"互联网+上门护理"服务工作，保障护士自身利益及安全，使"互联网+上门护理"服务得到进一步健康发展。[53]

　　宁波大学医学院附属医院泌尿外科的董玲娜等开展了"互联网+延续性护理"对前列腺增生患者自护能力、心理状态及生活质量影响的研究。此研究选择了 2018 年 5 月至 2020 年 4 月该院收治的 82 例前列腺增生患者为研究对象，将其随机分为对照组与观察组，各 41 例。对照组采取常规院外随访护理方式，观察组采取"互联网+延续性护理"方式，持续 3 个月。比较两组患者接受两种护理前后的自护能力、心理状态及生活质量，发现观察组患者的健康知识、自我概念、责任感、自护技能、心理功能、物质生活、躯体功能和社会功能评分均高于对照组，观察组患者的焦虑自评量表、抑郁自评量表评分低于对照组，差异均有统计学意义（$p < 0.01$）。此研究认为"互联网+延续性护理"能够提升前列腺增生患者的自护能力，改善患者的心理状态，提高患者的生活质量。[54]

　　宁波大学医学院附属医院的盛芝仁等以居家延续护理服务需求者为中心，调查分析基于互联网的居家护理延续服务所涉及相关主体的服务需求，以及信息、政策、风险控制、技术等支持，研究构建基于互联网的居家延续护理服务模式的可行性及相关障碍。此研究借助宁波云医院平台，设计开发了"互联网+护理服务"延续服务信息平台，通过大型综合性医院和社区卫生服务中心护理资源、专业技术的互通整合，将护理服务向家庭和社区延伸，提升了广大老百姓的就医体验，分流了大型医院的就诊患者，释放了医疗资源，对解决目前延续护理存在的难题以及互联网环境下构建延续护理服务模式具有实践指导意义。[55]

　　首都医科大学附属北京世纪坛医院的刘超、董芮含和刘俐惠以护士的视角研究实施"互联网+护理服务"出现困难的原因，为顺利实施"互联网+护理服务"提供参考。研究发现，"互联网+护理服务"在实施过程中存在一些困难和障碍，相关医院的医疗护理管理部门应该通过对护士普及"互联网+护理服务"知识、平衡多重关系、合理进行人力资源配置、积极防范执业风险、加大护士培训力度、积极应对护士状态焦虑，以及进一步加强"互联网+护理服务"宣传等措施，促进"互联网+护理服务"持续健康发展。[56]

首都医科大学护理学院的任志方等通过研究"互联网+护理服务"相关政策文件与文献分析我国"互联网+护理服务"政策工具及其实施情况，为"互联网+护理服务"发展提供参考。研究发现，我国"互联网+护理服务"工作已经取得比较好的成效，但同时也存在一些深层次的问题，需进一步完善"互联网+护理服务"相关政策，以更好地为患者服务。[57]

首都医科大学护理学院和首都医科大学附属北京佑安医院开展了构建"互联网+护理服务"质量评价指标体系的研究，为评价"互联网+护理服务"质量提供全面、系统、可量化的标准。此研究结果形成的"互联网+护理服务"质量评价指标体系包括3项一级指标、11项二级指标、56项三级指标，构建的"互联网+护理服务"质量评价指标体系内容全面，具有较好的科学性与可靠性，可以为"互联网+护理服务"质量评价提供参考。[58]

河南省人民医院的李敏、臧舒婷、邹琦开展了"互联网+"的延续性护理模式对急性心肌梗死患者远期预后影响的研究。他们选择2019年3月至2020年3月于该院急诊科就诊的420例急性心肌梗死患者为研究对象，采用随机数字表法将上述患者随机分为两组，其中研究组患者210例，对照组患者210例。对照组患者采用常规延续性护理的方法进行护理和随访，研究组患者采用"互联网+"的延续性护理的方法进行护理和随访。研究结果表明，"互联网+"的延续性护理模式可以明显提高急性心肌梗死患者远期生活质量及生存率，降低急性心肌梗死患者发生并发症的风险。[59]

　　河南省人民医院河南省护理医学重点实验室的王艳玲、阚亦非、张楠楠开展了基于"互联网+"的医疗健康管理模式在糖尿病患者管理中的应用效果的研究。研究结果表明，对糖尿病患者实施基于"互联网+"的医疗健康管理模式，能够有效提高糖尿病患者自我效能及自我照顾能力，帮助患者有效控制血糖。[60]

　　河南省人民医院神经内科的孙慧、鲁豫皖、郑雪芝开展了基于"互联网+"的医疗健康管理模式在短暂性脑缺血发作患者管理中的应用效果的研究。研究结果表明，基于"互联网+"的医疗健康管理模式可有效提高短暂性脑缺血发作患者的近期疗效，降低短暂性脑缺血的复发率。[61]

　　河南省人民医院的魏艳芳开展了"互联网+闭环式健康管理"在慢性肾功能不全尿毒症患者中的应用效果的研究。研究发现"互联网+闭环式健康管理"能够有效改善慢性肾功能不全尿毒症患者的营养状况，降低慢性肾功能不全并发症的发生率。[62]

　　中国人民解放军陆军军医大学的窦雄开展了将"互联网+"技术应用于社区2型糖尿病患者健康教育的研究。此研究以社区2型糖尿病患者为干预对象，搭建基于"互联网+"技术的健康教育平台，探讨基于"互联网+"技术的健康教育新模式在重庆市家庭医生签约服务中对2型糖尿病患者的管理效果。此研究发现基于"互联网+"技术的健康教育平台可以传播健康知识，通过疾病相关健康知识科普帮助社区2型糖尿病患者学习健康知识，建立健康观念。此健康教育平台可以开展线上答疑，实现社区家庭医生团队与社区2型糖尿病患者之间的线上交流，拓宽患者健康咨询渠道。此健康教育平台可以动态监测，让社区家庭医生团队及时了解 2 型糖尿病患者的运动情况，提醒并督促 2 型糖尿病患者适当地运动。此健康教育平台可以实现糖尿病患者的自我管理，即社区 2 型糖尿病患者可以根据自我管理测试，针对个体疾病管理短板进行自我提醒和干预，引导患者关注自身健康，改变不良生活方式，最终实现对社区 2 型糖尿病患者的有效管理。此基于"互联网+"技术的健康教育平台减轻了社区家庭医生团队的工作负担，提高了社区家庭医生团队的工作效率。研究结果显示，采用基于"互联网+"技术的健康教育新模式干预社区 2 型糖尿病患者，有效增强了社区卫生服务中心 2 型糖尿病患者的自我管理意愿，加大了社区卫生服务中心对 2 型糖尿病患者的干预力度，值得进一步推广应用于社区卫生服务中心对其他慢性病患者的管理。[63]

陆军军医大学军事预防医学系的郑传芬等开展了依托微信群、微信公众号及微信小程序建设移动社区健康教育平台的研究，构建了"互联网+健康教育"社区糖尿病患者管理新模式。在此研究中，家庭医生以传播糖尿病健康知识与培养患者建立健康生活方式为目标，通过糖尿病患者训练营引导社区居民开展线上健康管理（糖尿病患者训练营提供系列微视频和科普推文），鼓励糖尿病患者坚持糖尿病控制目标打卡，并在健康教育平台上记录血糖监测、饮食及锻炼情况，提升糖尿病患者的自我管理能力。此研究发现"互联网+健康教育"社区糖尿病患者管理新模式能够促进糖尿病患者健康生活方式的养成，提升患者的自我管理能力。[64]

暨南大学附属顺德医院的梁吒吒等开展了新冠疫情期间患者接受"互联网+护理服务"的状况及其影响因素的研究。研究发现，新冠疫情期间"互联网+护理服务"得到了患者的广泛认可和普遍接受，患者愿意利用互联网接受线上的"互联网+护理服务"。[65]

华中科技大学同济医学院附属同济医院的吴晓霞、张茵、孙丽凯开展了新冠疫情期间老年患者居家护理需求的研究，研究发现新冠疫情期间，老年人居家护理需求较高，应充分利用"互联网+医疗护理"这种新兴护理照护模式的优势为疫情期间的居家老年人提供居家护理服务，并提供心理疏导和健康知识咨询服务。[66]

江苏省扬州市大力推进"互联网+医疗护理"区域一体化建设，贯彻新发展理念，构建新发展格局，打造健康扬州新样本。扬州大学附属医院开展了"互联网+护理服务"工作，盘活现有优质护理资源，合理设定服务激励机制，对于技术指导输出、上门服务护理等人员，结合风险、技术、职称等核心要素进行权重赋能，并通过医保政策对各类需求进行有序分流，鼓励医疗专业技术人员利用休息时间从事"互联网+护理服务"。[67]

笔者和同事通过多年努力建立了基于移动互联网的家庭护理服务系统（mobile internet based home nursing services system）。此系统通过移动互联网和智能手机为老年患者提供便捷高效的家庭护理服务，有效满足了老年患者的家庭护理服务需求，鼓励大型综合性医院的注册护士为患有慢性病的老年患者提供上门的家庭护理服务。基于移动互联网的家庭护理服务系统以"线上申请和线下服务（online application and offline service）"的模式提供服务，由大型综合性医院的护理管理部门监管制定了严格的家庭护理服务标准，以确保家庭护理服务的护理质量。

基于移动互联网的家庭护理服务系统可以满足老年患者对家庭护理服务的需求。笔者开展了关于远程会诊和基于移动互联网的新型家庭护理服务系统的科研课题研究，完成了使用互联网护理服务的老年患者的疾病谱研究，开发了基于移动互联网的新型家庭护理服务系统，申请了国家发明专利 1 项。基于移动互联网的新型家庭护理服务系统已经为老年患者提供超过 600 人次家庭护理服务。根据此课题研究结果所作论文于 2022 年 1 月在美国医学研究联合会（American Federation for Medical Research，AFMR）官方杂志 *Journal of Investigative Medicine* 上正式发表，被收录于 SCI，影响因子 3.2352，此项研究结果为卫生行政主管部门制定相应的老年患者家庭护理服务政策提供了依据。

研究发现，压疮护理、PICC 护理、皮下注射、普通造口护理、肌内注射、心理护理是长期患病卧床的老年患者申请基于移动互联网的家庭护理服务的主要需求。第五代移动通信技术（5G）的快速发展及老年智能手机的普及，使得老年患者在家接受护理服务成为可能。越来越多的老年患者使用智能手机上的 App 申请家庭护理服务。此基于移动互联网的新型家庭护理服务系统，满足了老年患者对上门护理服务的需求，改善了老年患者的症状，提高了老年患者的生活质量，延长了老年患者的生命，助力了数字时代老年友好社会建设，具有重要的社会价值。

第五章 国际"互联网+护理服务"的
研究及应用

　　老龄化社会，老年患者对家庭护理服务的需求迅速增加。世界各地的卫生行政部门都在寻求满足老年慢性病患者家庭护理服务需求的方式。老年人需要什么样的家庭护理服务，是全世界各个国家的卫生行政部门面临的一个难题。

　　"互联网+护理服务"作为高质量、低成本的医疗策略之一，是当今许多国家医疗卫生保健改革的重要发展策略。但是，各个国家的具体的"互联网+护理服务"模式并不相同，各有特色。

　　美国的"互联网+护理服务"主要采用以大型连锁公司为主的商业化运作模式。目前，美国已经设有独立的网络系统服务社区与家庭，以保证患者从医院到社区、家庭的安全顺利过渡。在美国，目前成功运作的大型"互联网+护理服务"公司主要有成立于2014年的美国老人居家照护公司Honor、成立于2013年的Hometeam、成立于2014年的CareZapp以及成立于2013年的HomeHero等。

　　美国老人居家照护公司Honor，总部位于旧金山，是旧金山湾区最大的线上家庭护理类服务提供商。目前公司融资金额已达 1.15 亿美元，形成了自己独特的商业模式，业务覆盖美国四大洲的 13 个城市的家庭护理市场。这个公司运用"互联网+即时监控"的方法把护理顾问、护理人员、护理专家等专业人士整合成一个护理团队，相互密切合作，为老人提供更好的照料；同时通过 Honor 的网站和智能手机的第三方应用程序把护理人员、需照护的老人以及他们的家人联结起来，使彼此可以更好地沟通。护理人员可以在 Honor 的第三方应用程序上注明他们的资质、技能、能够提供服务的时间以及能接受的工作地点。用户可以注明他们所需的服务类型、希望接受服务的时间以及重要的个人信息。Honor 公司将护理人员和老人进行匹配以后，将匹配结果提交给老人及其家人审核确认。Honor 公司会预先给老年顾客发放一个定制的操作简单的平板电脑，老年顾客可以使用这个平板电脑来更新他们的要求，以便让护理人员在到岗前就知晓相关信息并做好充足准备。同时，老年顾客也可以方便地知道前来提供护理服务的护士的姓名以及提供护理服务的时间。Honor 公司不仅提供医疗护理服务，还提供老年人的日常生活护理服务。另外，Honor 公司还把老人的健康信息、疾病信息与大型医院的系统联通，打通了患者和医生的信息通道。

Hometeam 居家照护公司成立于 2013 年，公司的护理人员全部具有 5 年以上护理经验和认证资格，向顾客提供高度个人定制化的护理方案。Hometeam 公司会给每个用户家庭提供一个 iPad，上面的专属 App 供护理人员上传老年人的身体状态、所患的疾病和老年人的服药情况等信息，老年人的家属也能通过照片和文字与护士交流。

CareZapp 居家照护公司成立于 2014 年，其对老人的照护主要依靠家庭的力量。该公司在其专属 App 内置了"社区"功能，使得患者可以同医生、家庭成员和其他同类患者交流，从而为患者提供社会支持。CareZapp的平台内置了本地医疗服务提供者的资源列表，并与现有的智能家居技术整合，使用了类似动作报警器的传感器，能够跟踪记录患者的动作，在系统识别出患者需要得到帮助或提醒的时候向患者联系人发出警告。

HomeHero居家照护公司成立于2013年，是一家与医院合作的护理平台，主要为已经出院的老年人提供饮食和一些简单的看护服务，降低患者再入院的风险。

澳大利亚的医疗机构主要通过设置家庭病床为患者提供上门护理服务，澳大利亚于2016年建立了远程医疗机构，选拔经过正规临床护理资质认证的专科护士为患者提供上门护理服务。Royal District Nursing Service公司和Home Support Service公司是两家主要向患者提供上门护理服务的公司，其上门护理服务范围包括PICC护理、伤口护理、引流管护理、静脉输液、鼻饲等专业护理服务。澳大利亚提供上门护理服务的护士为已经接受过护理本科教育的高年资护士，上门护士在提供服务时若出现突发事件，可通过患者家中紧急救助呼叫器联系相关机构快速实施救援。

日本是世界上人口老龄化程度最高的国家之一，老年患者的家庭护理需求量大，因此，日本比较早地开展了"互联网+护理服务"工作，通过互联网将医院、社区和家庭联合起来共同开展老年人护理服务。日本的卫生行政主管部门建议建立"以社区为基础的综合性护理体系"，将社区、医院、家庭、护理学校紧密结合起来，为日本民众提供更好的医疗保障。日本的上门护理服务申请者须首先执行"长期护理险"计划，向保险组织提出申请，且需经评估判断符合上门服务标准，然后由医疗机构派遣相关专科医护人员上门服务。在日本，上门服务人员需要对护理过程及评估数据进行详细记录，并根据评估结果提出护理诊断。日本提供的上门护理服务费用主要来源于长期护理险，个人需要支付总费用的10%。日本提供上门护理服务的护士必须通过护理资格考试，同时需参加护理学会上门护理服务相关技能培训并通过考核。

"互联网+护理服务"可以改善医疗资源区域配置不均的状况，促进医疗资源的科学分配，提高病床使用率，使更多的人享受到优质的医疗护理资源。新冠疫情发生后，"互联网+护理服务"受到世界各国医务和护理工作者的高度重视。"互联网+护理服务"可避免老年患者多次前往大型综合性医院接受护理服务，从而降低了疫情期间老年患者发生院内交叉感染的风险，对控制新冠疫情的传播具有重要意义。

世界各国的临床护理工作者不断开展关于老年人的家庭护理（home nursing）和老年人在家庭护理服务机构（nursing home）接受护理服务的研究。新加坡国立大学杨潞龄医学院Alice Lee护理研究中心的Qi Tan等学者探讨了护理人员在疗养院进行老年医学远程会诊时所面临的促进因素和障碍。2021年7月至11月，他们在新加坡进行了一项使用半结构化访谈的定性描述性研究，并采用Braun和Clarke的主题分析方法对数据进行归纳分析。研究发现有6个关键主题被确定为老年病远程会诊的促进因素和障碍，促进因素包括护士承认远程会诊是以需求为导向的服务、护士与医院老年医学科在培训和工作流程支持方面的密切合作，以及护士在远程会诊参与方面的赋权感；存在的障碍是护士对身体评估和沟通能力缺乏信心、护士认为无法满足医生的期望而产生的角色冲突、护士在执行远程会诊相关任务时的实践范围有限，以及与技术相关挑战的存在。此研究认为有必要在远程医疗提供者和疗养院之间发展强有力的合作关系，同时，有必要进一步提高护士的远程医疗能力和优化数字基础设施。[68]

奥地利维也纳市的维也纳医科大学路德维希玻尔兹曼数字健康与患者安全研究所的 Plunger 等学者开展了新冠疫情期间在养老院使用远程医疗的研究。此研究用主题分析法压缩数据，研究认为在新冠疫情期间养老院管理部门采取自上而下的方法迅速实施了远程老年医疗，但是，护士们感到远程老年医疗对以人为本的护理专业理解造成了挑战，远程老年医疗还影响到护士和医生之间的合作，影响到他们各自对自己作用的理解，同时研究发现护士具有数字化护理文件工作经验对用户接受远程医疗有积极影响。[69]

德国亚琛市亚琛工业大学医院的 Ohligs 等学者开展了对远程医疗应用于养老院的临床需求分析、系统开发和首次测试结果的研究。他们在进行了跨专业需求分析之后，开始迭代开发远程医疗系统，除了音频-视频连接以外，系统还集成了多个护理点开展测量工作，并且在德国农村地区的一家养老院进行了第一次实地测试。此项研究结果显示，这家德国农村地区的养老院在配备了远程医疗系统以后，可以通过互联网与全科医生联系并开展远程医疗。在 7 个月的时间里，养老院总共进行了 56 次常规和紧急远程会诊，其中只有一人需要住院。除了通过视频进行远程会诊外，护理点心电图和脉搏、血压、血氧饱和度等生命体征的评估以及心肺的听诊等功能也被频繁应用。此项研究的结论是，集成医疗设备的远程医疗系统可以帮助农村地区的养老院全科医生作出正确及时的诊断和治疗决策，在某些情况下甚至是必要的。德国农村地区养老院的测试结果表明老年患者对远程老年护理的接受度很高，远程医疗在养老院的应用有各种益处，包括经济、个人和利他方面。同时，新冠疫情暴露出来的一个问题是要降低养老院的老年人被传染的风险，养老院的全科医生可以通过使用基于互联网的远程护理措施来代替他们的家访。[70]

挪威斯塔万格市斯塔万格大学的 Ree 探讨了如何从变革型领导、工作需求、工作资源和患者安全文化方面解释疗养院和家庭护理服务中以人为本的护理。此研究以挪威 4 家养老院和 4 家家庭护理服务机构的医疗保健专业人士和患者为研究对象，运用多元回归分析法探讨变革型领导、工作需求、工作资源和患者安全文化在多大程度上预测了以人为本的护理。此研究认为，护理人员配置和与沟通有关的因素是以人为本护理的最强预测因素，[71] 这给我们带来启示：在基于移动互联网的家庭护理服务中，护理人员配置以及护理人员与老年患者之间的沟通非常重要。

美国罗切斯特市罗切斯特大学的 Simning 等学者调查了医疗保险认证的家庭卫生机构（Medicare-Certified Home Health Agency, CHHA）服务的使用与专业护理机构（Skilled Nursing Facility, SNF）出院后结果的关系，内容包括居家时间、再次住院情况、SNF 再次入院情况和死亡率。他们以 2014 年进入专业护理机构护理并出院回到社区的纽约州 65 岁及以上按服务收费的 25357 名老年医疗保险受益人为研究对象，利用回顾性队列研究接受经医疗保险认证的家庭保健机构服务与从专业护理机构出院患者结局的相关性。研究结果发现：在从专业护理机构出院的老年人中，接受家庭保健机构服务的老年人的出院结局更好。他们不太可能再进入护理机构，具有较低的死亡风险。家庭保健机构提供的服务有利于老年患者的预后、寿命延长和生活质量提高。接受家庭保健机构服务的老年患者出院结果更好，这些老年人住院接受医院护理的可能性更小、死亡率更低。[72]

　　瑞典隆德市隆德大学的 Rydenfält 等教授开展了对瑞典家庭护理中近期和远期电子健康服务的研究，探讨了瑞典家庭护理提供者目前使用、计划使用和已经放弃使用的电子健康服务，调查了他们对电子健康服务的愿景。此研究认为，将移动互联网技术应用于家庭护理服务领域，将线下的家庭护理服务与线上的互联网技术紧密结合已取得了良好的效果，改善了老年患者的预后，降低了老年患者的再入院率，有效解决了长期卧床不起的老年慢性病患者家庭护理服务难题，这是移动互联网技术在老年护理领域的创新。[73]

　　挪威首都奥斯陆奥斯陆大学的 Næss 等教授开展了对有复杂健康问题的居家长者的护理需要及使用服务的观察研究。他们以奥斯陆75 岁以上住在自己家中的患者为研究对象，这些患者患有三个或三个以上慢性病，在家中接受日常家庭护理和日常药物治疗，并曾在过去一年中住院治疗。研究结果表明：在许多西方国家，机构护理模式正在向家庭护理模式转型。家庭护理资源可能应该以更灵活、更积极的方式加以使用，以保持患者机体功能状态稳定，减少症状负担，防止可避免的住院，避免老年患者的家属反复陪同老年患者去医院，节省了老年患者家属的时间和费用。[74]

　　日本东京都东京大学的 Naruse 等教授开展了对日本失能老年人特殊家庭护理服务的研究。此研究以 2641 名老年人的医疗和长期护理服务保险索赔数据为研究对象，对它们进行多层次逻辑分析。他们使用公共数据和地理信息系统，检查 13 个市镇的家庭护理服务可及老年人比例与服务使用之间的关联。研究结果表明：居住在老年人口比例较低的城市的居民，使用家庭护理服务的可能性较小。公共卫生干预应增加老年人口家庭护理服务的可及比例，以提高家庭护理服务的使用。研究发现由于使用了移动互联网技术和智能手机，提高了老年人口家庭护理服务的可及比例。老年患者申请家庭护理服务的过程非常方便，只需使用智能手机上的应用程序即可订购家庭护理服务，护士在收到应用程序上的订单后可以直接前往老年患者家中提供家庭护理服务。[75]

韩国首尔特别市延世大学医学院的 Lee 等教授开展了家访护理服务对老年压疮住院的影响纵向研究。此研究以 4807 例压疮护理服务受益者为研究对象，使用广义估计方程模型进行逻辑回归分析，以了解家庭访视护理服务与压疮相关住院之间的关联，此研究发现家访护理能够提供及时有效的护理服务，减少压疮的发生。[76]

美国纽约市纽约探访护士服务（Visiting Nurse Service in New York，VNSNY）居家照护政策与研究中心的 Murtaugh 等教授开展了对利用早期强化护理服务及医生早期随访降低出院接受家庭保健护理的心力衰竭患者的再入院率的效果的研究。此研究以一段时间内住院治疗以后出院接受家庭保健的心力衰竭患者为研究对象，提取他们的主要住院数据。比较早期、强化的家庭保健护理和一周内的医生随访，与较低强度和较晚的急性后护理两种治疗模式在降低出院接受家庭保健的心力衰竭患者再入院率方面的效果。研究发现：在心力衰竭患者出院后对患者进行临床管理时，应高度重视家庭保健人员和医疗机构之间的密切协调作用。移动互联网作为患者出院后和护士、医生沟通的桥梁，使者出院后的家庭护理服务管理更加高效。借助移动互联网和智能手机，护士和医生可以及时了解患者的病情变化并给予有效治疗。[77] 此研究建议家庭保健人员和医疗提供者在患者出院后立即对心力衰竭患者开展临床管理，家庭保健人员和医疗提供者之间应加强协调。

挪威斯塔万格市斯塔万格大学的 Ree 和 Wiig 研究了挪威疗养院

的员工和进行家庭护理服务的员工对患者安全文化的认知。他们以 2018 年在挪威进行家庭护理服务的员工和疗养院的医疗保健专业人员为研究对象，使用挪威版国际公认的疗养院患者安全文化调查方式，用描述性统计和 t 检验来探索两种机构工作人员对患者安全文化的看法。结果表明，疗养院的员工与开展居家照护服务的员工对患者安全文化的认知存在差异。在这两个卫生保健服务机构中，人员配备对患者的安全感都很重要。在家庭护理服务工作中，团队合作似乎是保证患者安全的一个重要因素，因此，建立相互信任和良好合作的团队应该是患者安全工作的一个重要部分。在疗养院里，建立良好的患者安全文化的重点应该是开放的沟通，确保工作人员的想法和建议得到重视。因此，护理人员的素质对家庭护理服务中的患者安全至关重要，团队合作是保证家庭护理服务中患者安全的重要因素，建立相互信任和良好协作的团队是确保患者安全的重要组成部分。[78]

　　日本神户市的 Fujimoto 等学者研究了日本精神科与非精神科家庭访视（home visit）护理服务中护士的暴力经历及预防措施。此研究以日本提供家庭访视护理和非家庭访视护理服务的 184 名家庭访视护士为研究对象，向他们分发了关于暴力行为的调查问卷，旨在了解护士的暴力经历、预防措施的实施情况以及相关因素。结果表明，在家庭访视护理环境中，184 名参与者中有 69 人在过去 12 个月内经历过至少一种形式的暴力，87 人在其家庭访视护理职业生涯中经历过暴力。在非家庭访视护理环境中，94 名参与者在过去 12 个月内和 119 名参与者在其职业生涯中经历过暴力。此研究得出的结论是，日本精神科护士到精神病患者家中开展精神护理的安全预防措施使用率较低，访视时间表的管理、访视期间确认家庭访视护士的位置与家庭访视护理环境中的暴力暴露呈负相关，需要加强日本精神科护士到精神病患者家中开展精神护理的安全预防措施，防止日本精神科护士高度暴露于精神病患者的暴力下，应通过互联网进行远程监控，确保精神科护士到精神病患者家中开展精神护理的安全。[79] 这给我们带来启示：到患者家中提供护理服务，必须高度重视上门护士的安全，推广预防暴力的措施并加强对家庭访视的互联网监控。

为老年患者提供家庭护理服务的护士的继续医学教育非常重要。护士是家庭护理服务的关键，为护理人员提供护理指导和培训机会，对提高护士自我效能和护理技能是有利的。为老年患者提供家庭护理服务的护士应该是来自大型公立综合性医院具有丰富临床经验的高年资护士，公立医院护理管理部门应该定期对这些护士进行继续医学教育和护理技能评估，以提高其护理技能和护理质量。日本金泽市金泽大学医学研究生院健康科学部的 Katahira 和 Tsukasaki 对为在家居住的老人提供的日间、探访及通宵护理服务展开了研究。此研究以 2013 年日本各地的 240 家机构为研究对象，结果表明护士在管理老年人健康方面的活动包括确定医疗咨询的必要性、处理紧急情况以及安排灵活的护理服务。护理活动与每个机构中患有痴呆症或心脏病等疾病的老年人的百分比直接相关。开展护理活动的目的是支持有高度医疗保健需求的老年人继续在家生活，根据老年人的特点及时提供健康检查和灵活安排护理服务。研究结果表明，增加这些机构的护理人员配备、提供护理指南和培训机会以提高护士的自我效能感有利于提高老年人的健康水平。[80]

法国红十字会家庭护理服务的 Le Manach 开展了对老年患者的护理协调人员在居家护理服务中的作用的研究。研究发现，患者家庭护理服务的成功，除了依赖家庭护理人员的专业服务，还需要老年患者家属的合作、帮助和支持。协调所有参与家庭护理服务的人员的行为可以确保老年患者的需求得到尊重，这种协调必须在患者在家中的隐私和护理专业人员的"入侵"之间保持良好的平衡。因此，护士在为老年患者提供家庭护理服务时，要注意保护患者的隐私，并得到家属和老年患者本人的充分配合。研究发现这些措施取得了良好的护理效果。[81]。

美国伯灵顿市佛蒙特大学医学院的 Rabinowitz 等学者研究了远程精神病学咨询服务对农村养老院居民的益处。此研究以 106 名农村养老院居民为研究对象，分析了他们 278 次远程精神病学护理的数据，通过将远程精神病学护理与精神病患者自己到院接受护理的情况进行对比，发现远程精神病学护理方式能够节省成本和时间。研究发现远程精神病学护理方式被所有的住院医师、家庭成员和农村养老院人员接受，通过视频会议为农村养老院居民提供精神病学护理，具有成本效益，是一种医学上可接受的面对面护理的替代方案。此外，这种方法将使许多养老院能够提供其他途径无法提供的基本护理。[82]这给我们带来启示：远程家庭护理服务可以为患者提供有效的心理护理服务，远程家庭护理服务为农村老年精神病患者提供心理护理服务是一种有益的、具有成本效益的、可接受的治疗方式，并被老年患者及其家庭成员所接受。

英国伦敦市的纳菲尔德信托基金研究总监 Chitnis 等教授研究了家庭临终护理服务对患者临终时在医院死亡还是在家中死亡的影响。此研究以英国 29538 名 18 岁以上接受家庭临终护理服务的受试者与 29538 名对照者为研究对象，使用匹配的对照和管理数据进行回顾性分析，研究内容包括年龄、既往住院史、慢性疾病数量和既往诊断史，将接受护理服务中心提供的家庭临终护理服务的患者（干预组）与未接受家庭临终护理服务的患者（对照组）相比较，结果表明与对照组相比，干预组患者在家中死亡的可能性显著更大，在医院死亡的可能性显著更小。干预组患者的医院活动显著少于匹配的对照组患者，所有医院服务的平均成本较低。在那些接受家庭护理服务时间较长的患者中观察到更大的活动和成本差异。此研究的结论：开展以家庭为基础的临终关怀，为临终老年患者提供心理安慰，改善临终老年患者的心理感受，可以减少老年患者对大型综合性医院提供临终关怀的需求。[83]

日本红十字大学护理学研究生院社区健康护理系的 Fukui 等教授对根据服务提供的特点分成的日本 5 种类型的上门护理机构的 3 次全国性调查进行了聚类分析研究。此研究以日本厚生劳动省每年管理的长期护理机构和设施的调查数据，以及家访护理机构每年向各自的都道府县政府报告的长期护理信息公布系统的数据为研究对象，根据实际服务提供情况对日本各地的家访护理机构进行分类，以帮助优化医疗保健政策，使这些机构提供更好的服务。根据服务提供的特点，他们提出日本的上门护理机构可分为 5 类：以护士为中心、以康复为中心、以精神科为中心、以城市为中心、以农村为中心。此研究认为这 5 类上门护理机构可以确保适当的医疗保健政策落地见效，使机构能够根据患者和员工的特点以及区域需求提供更好的上门护理服务，这一发现对日本和其他老龄化人口迅速增长的国家都有价值。[84]

瑞典克里斯蒂安斯塔德市的克里斯蒂安斯塔德大学健康与社会学院的 Agosti 等教授研究了瑞典家庭护理服务中护士工作与生活的平衡和健康的状况。他们以瑞典提供家庭护理服务的护士为研究对象，对其进行了 13 次半结构化个人访谈和 2 次焦点小组访谈，并做定性定量分析。研究结果指出瑞典提供家庭护理服务的护士保持工作与生活平衡的复杂性，即在不同的生活阶段和过渡阶段，护士对平衡日常生活的需求是不同的，有时间和精力兼顾私人生活和工作被认为是至关重要的。轮班工作和兼职工作被提供家庭护理服务的护士认为有助于灵活安排工作和生活，也是工作与生活平衡的先决条件。护理机构中的管理人员面临维护和加强资源的巨大挑战，这些资源可以增强护士的工作与生活平衡和健康。[85] 此研究给我们的启示：作为基于互联网的家庭护理服务的主要执行者，护士的健康状况应该受到高度关注。利用业余时间提供"互联网+护理服务"的护士的健康状况应受到大型综合性医院护理管理部门的高度重视，合理安排提供"互联网+护理服务"的护士的工作，严格控制每周工作量，确保他们有充足的休息时间。只有确保提供"互联网+护理服务"的护士的健康，他们才能为老年患者提供更优质的"互联网+护理服务"。

美国纽约市阿尔伯特·爱因斯坦医学院和蒙蒂菲奥里医疗中心的 Bogaisky 和 Dezieck 研究了从城市教学医院老年病科出院以后进入养老院进行养老的老年人和出院以后进入社区居住生活的老年人的早期再入院模式和风险因素。此研究以 65 岁及以上住院超过 1 年的 625 名养老院居民和 413 名社区居民为研究对象，用回顾性队列法分析他们 30 天内的再入院情况。结果表明在 1 年的研究期内有 1706 例住院，涉及 1038 例患者。出院以后进入养老院进行养老的老年人的 30 天再入院率高于出院以后进入社区居住生活的老年人。由住院医师护理的养老院老人的再入院率比非医师护理的老人的再入院率低 30%。此研究的结论是出院以后进入养老院进行养老的老年人比出院以后进入社区居住生活的老年人的再入院率更高，再入院风险因素的不同模式表明了制定干预措施对降低两种不同老年人群的再入院率的重要性。[86] 此研究给我们的启示：老年人出院以后进入社区居住生活，接受家庭护理服务的效果明显优于出院后在养老院接受护理服务的效果，家庭护理服务显著降低了出院老年患者再次入院的风险，护士为老年患者提供家庭护理服务具有重要的临床价值，"互联网+护理服务"可以降低老年患者的再入院率。

巴西 Britto 等教授研究了巴西米纳斯吉拉斯州的护理团队使用具有地理定位功能的移动医疗解决方案对家庭护理服务的影响。此研究以 3036 例患者为研究对象，进行了回顾性队列研究，比较了家庭护理服务中的护理计划在移动医疗解决方案实施前后的遵守率，研究结果表明实施移动医疗解决方案后，患者对护理计划的遵守率从53%提高到94%。该移动医疗解决方案减少了信息技术的支出，提高了护理团队的效率。[87] 此研究给我们的启示："互联网+护理服务"基于互联网技术，充分利用了移动通信和智能手机的优势，极大地提高了家庭护理服务的效率，提高了患者对家庭护理服务的满意度。

美国纽约市纽约医学院的 Chen 等教授研究了健康结果、决策偏好及公共卫生政策对正规、非正规家庭护理服务使用和疗养院服务使用的替代作用。他们以 2013 年日本老龄化和退休研究（Japanese Study of Aging and Retirement，JSTAR）的数据为研究对象，运用最小二乘法、对数模型和双变量的 Probit 模型，从社会经济、人口统计学和身心健康因素研究非正规和正规家庭护理服务使用的结果和成本替代性。结果表明非正规家庭护理服务与社区正规家庭护理服务之间存在互补关系。对比非正规家庭护理服务、社区正规家庭护理服务和养老院服务对老年人的保健效果和效率，此研究发现非正规家庭护理服务是这 3 种老年护理中最好的一种。非正规家庭护理服务对老年人的健康的影响更大。因此，卫生行政主管部门的老年医疗保健政策的制定者需要通过向不同类型的长期护理方分配资源，解决保健效果和服务效率的多样性问题。[88] 此研究给我们的启示：与社区正规家庭护理服务和养老院服务相比，非正规家庭护理服务在医疗效果和效率上是最好的。非正规家庭护理服务比社区正规家庭护理和养老院服务对老年人的健康的影响更大，可以以更低的成本改善老年患者的预后。

澳大利亚维多利亚州的 Joe 等教授开展了对居住在社区的老年妇女独居与使用家庭护理服务的关系的研究。此研究以 2006 年 1 月 1 日至 2015 年 12 月 31 日期间，居住在墨尔本市的 55 岁及以上、接受了一次大型社区家庭护理服务提供者的护理的女性参与者为研究对象，以描述性及推论性统计分析法探讨患者及服务相关因素与社区护理服务使用之间的关系，关注的主要数据是在一次护理事件中用户接受服务的小时数。研究共分析了 134396 次护理事件，其中 51606 次涉及独居妇女。独居妇女每起事件的平均护理小时数比与其他人一起生活的妇女几乎多 70%，通过应用多变量回归分析方法确定了影响服务使用量的因素：独居状态、认知健康状态和所需家庭护理活动的数量。在对混杂因素和相互作用进行校正以后发现，独居的老年妇女需要的护理时间与与其他人一起生活的老年妇女相比至少多 13%；独居的老年妇女在药物管理方面需要的援助次数几乎是与其他人一起生活的老年妇女的两倍；独居的老年妇女病情恶化或从家庭护理机构出院到急症医院的可能性，也比与其他人一起生活的老年妇女高出 30%。[89] 此研究给我们的启示：老年妇女使用互联网家庭护理服务可以减少对医院护理服务的需求、护理服务的时间和在药物管理方面需要的援助，降低了老年妇女病情恶化或从家庭护理机构转诊到医院的可能性。

总结以上各国研究经验可知，"互联网+护理服务"是一种新型的护理模式，是临床护理学在互联网时代的创新，具有重要的临床价值。"互联网+护理服务"可以为广大行动不便和长期卧床的老年患者提供方便、快捷、高效的上门护理服务，解决老年患者接受家庭护理服务的困难，更好地满足老年患者的护理需求。在新冠疫情期间，"互联网+护理服务"为老年患者提供了居家护理服务，避免老年患者反复去医院就诊，降低了他们疫情期间发生交叉感染的风险。"互联网+护理服务"为满足老年患者对家庭护理服务快速增长的需求提供了新的解决方案。

第六章　远程医学在新型冠状病毒流行期间的研究及应用

　　新冠病毒疫情期间，远程医学的优势受到世界各国医务工作者的高度重视。远程医学具有跨越时间、空间的优势，避免了患者在线下大型综合性医院聚集，减少了病毒的传播，降低了人员跨区域传播风险；高效率地实现了优质医疗资源下沉，满足了基层患者和医疗机构对上级医疗支援的需求，缓解了定点医院的诊疗压力。远程医疗具有可及性广、效率高、成本效益佳等优点，在疫情防控工作中受到传染病防控专家和临床医务工作者的高度重视，被广泛应用于多种医疗场合。许多从事远程医学工作的专家和临床医务工作者敏锐地意识到远程医学在抗击新冠疫情中能够起到非常重要的作用，因此，应该充分发挥远程医学系统的巨大潜力。

　　世界各国的医务工作者和科研人员在新冠疫情期间开展了应用远程医学抗击疫情的工作，取得了非常大的成绩，对世界各国的抗击新冠疫情工作作出了重要贡献。这些工作是远程医学在特殊历史背景下取得的重要进展，具有重要的临床价值和社会价值。

传染病防治的首要原则是控制传染源、切断传播途径、保护易感染人群。由于新冠病毒特别是奥密克戎变异株的传染性极强，又具有隐匿性，所以减少人员聚集、降低感染风险成为疫情防控的重中之重。由于远程医学可以跨时空地救治患者，减少新冠病毒的传播和扩散，所以远程医学在抗击新冠病毒的许多场合得到了广泛的应用。有学者统计，全世界范围内，在新冠疫情发生以后，人们申请远程医疗的服务量迅速增长了 80 倍以上。在突发的公共卫生事件中，远程医学不仅开展了远程会诊服务，而且在图像传输、信息联络等方面也发挥了重要作用。

新冠病毒流行期间，老年患者易感染新型冠状病毒，并且感染新冠病毒的老年患者的死亡率明显高于其他年龄段的患者。如何预防老年患者感染新冠病毒是一个非常紧迫和重要的问题。远程老年医学系统的应用，实现了对老年患者的及时诊断和治疗，降低了老年患者住院的可能性，为老年患者提供了方便、高效的医疗服务和初级护理。老年患者可以通过远程医学系统接受远程诊断和治疗，避免重复去拥挤的医院可能导致的病毒传播和交叉感染。远程医学在防止老年患者感染新冠病毒的斗争中发挥了重要作用，这可能成为未来老年患者寻求医疗服务的主要方式。

新冠疫情防控需要促进了远程医学的发展，当时所有医院的医疗资源紧张、医务人员和患者被感染风险高，而远程医疗可以跨越时间和距离的阻隔，让患者在第一时间得到医疗帮助，因此在疫情防控中发挥了重要作用。新冠疫情期间，出于疫情防控需要，很多公立医院的门诊改为预约制，限制每日门诊患者数量，并紧急上线远程医学平台，向广大群众特别是发热患者提供远程问诊、发热咨询、心理咨询和病情咨询等服务。

新冠疫情发生以来全国各地的医院加快了远程医学建设的进程。在世界其他国家，远程医学也得到了快速发展。全球管理咨询公司麦肯锡的最新报告指出，疫情期间全球远程医学快速发展，2020 年全球远程医疗服务费用增至 2500 亿美元。新冠疫情使网络视频和移动通信等多种远程就诊模式快速成长，远程诊疗提供者从 57% 增长到 64%；用户认可度明显增高，从 2019 年的 11% 上升到目前的 76%。在新冠疫情前，美国俄亥俄州立大学韦克斯纳医学中心使用远程医疗的患者不到 1%，但在疫情发生的几周内，其远程医疗使用量占比达到 60%。英国国民保健署国际事务总监莱拉·麦凯表示，在英国民众因新冠疫情采取隔离措施期间，英国涉及基本医疗的远程问诊使用量达每天 120 万人次。

一、我国在疫情期间对远程医学的应用

新冠疫情发生以后，我国的医务工作者在抗击新冠疫情的过程中广泛使用远程医学，开展了新冠疫情的远程会诊、远程指导治疗和防疫等一系列工作。在抗击和防范新冠疫情，以及对新冠病毒感染重症患者的抢救治疗过程中，远程医学都起到了非常重要的作用，主要表现在：大型综合性医院的临床专家通过远程会诊指导新冠定点治疗医院医生对重症患者进行抢救，对重症患者进行远程病情监护，向市民提供基于互联网的有关新冠疫情的健康咨询和心理辅导。

1. 中国人民解放军总医院远程医学科在疫情期间对远程医学的应用

中国人民解放军总医院远程医学科在 2020 年 1 月 21 日组织召开全院应对新型冠状病毒感染疫情防控工作部署会，为抗击新型冠状病毒疫情做好全面准备工作。随后，中国人民解放军总医院临床医学

专家开始通过远程医学系统，对全国各地的新型冠状病毒感染患者开展远程会诊，指导对重症新冠感染患者的救治。中国人民解放军总医院远程医学科和武汉火神山医院远程医学中心开展了 5G 网络远程会诊，两个相隔千里的医院实时连线、共同诊治。在火神山医院新冠感染重症病房，主治医生通过床旁会诊车与中国人民解放军总医院会诊专家实时连线，通过 5G 高清视频，详细介绍患者病史，实时上传患者肺部 CT 影像、病历、实验室检测的各项生化指标。

中国人民解放军总医院远程医学科和武汉火神山医院远程医学中心开展的 5G 网络远程会诊，采用双线路保障网络，实现了远程会诊平台与医院信息系统（hospital information system，HIS）的病例共享、接口调用、病历数据实时传输，确保了远程视频系统互联过程中的稳定与可靠，实现了中国人民解放军总医院远程医学科与火神山医院远程医学中心之间的高清视频连接。同时，中国人民解放军总医院远程医学科应用人工智能影像辅助诊断技术，为火神山医院的老年新冠感染患者提供远程会诊指导，运用人工智能技术，为临床专家的远程会诊提供必要的影像辅助参考依据，调整临床用药和诊疗路径，以更好地救治危重患者。

中国人民解放军总医院远程医学科目前的远程医疗服务范围包括远程会诊、远程手术、远程紧急救治、远程医学监护等，有力地促进了分级诊疗的开展。中国人民解放军总医院远程医学科的远程医疗服务在汶川地震、雅安地震、岷县地震救援，以及"天宫二号"天地协同远程医疗会诊、境外维和伤员远程救治等方面也发挥了重要作用。

2. 国家远程医疗中心在疫情期间对远程医学的应用

国家远程医疗中心设立在河南省最大的三级甲等医院——郑州

大学第一附属医院。在新冠疫情发生以后，国家远程医疗中心紧急汇集 130 套华为视频终端及配套设备组建应急分队。2020 年 1 月 29 日，18 支应急分队前往河南省 18 个城市的 130 家定点医院搭建远程医疗系统，4 天时间，130 家医院全部安装完成。2020 年 2 月 19 日，河南省 147 家定点医院远程医疗系统全部建设完成，并且纳入国家远程医疗中心远程会诊网管理。定点医院入网后可以实时与河南省防疫指挥中心、国家远程医疗中心连线，与专家进行远程会商。高效便捷的远程医疗系统有力地支撑了河南省新冠疫情救治与防控工作的开展，国家远程医疗中心的远程医疗系统使得河南省内各医院可根据分级诊疗快速识别危重症患者，然后请求专家实施远程会诊，让救治工作高效地开展。

3. 武汉协和医院在疫情期间对远程医学的应用

新冠疫情发生以后，湖北省武汉协和医院在第一时间开辟了 5G 远程会诊室，利用远程医学网络连线北京的传染病防控专家，指导武汉的医务人员救治重症新冠患者，援鄂国家远程医疗队也组织完成多场海内外多学科远程会诊。

二、世界其他国家在疫情期间对远程医学的应用

在美国新冠疫情暴发以后，美国的医务工作者立刻启用远程医学系统，为美国的民众提供新冠疫情相关的远程医疗咨询、远程心理咨询、远程会诊等远程医学服务。远程医学为控制疫情的发展作出了重要贡献。

美国新冠疫情暴发以后，美国广大民众由于担心被新冠病毒感染，开始推迟或者取消前往医院门诊接受各种医疗服务。与 2019 年

同期相比，2020 年 4 月美国急诊室的就诊人数减少了 42%。妙佑医疗国际（Mayo Clinic）是美国最大的医疗保健系统，每年接待 120 万名患者。妙佑医疗国际的报告称，从 2020 年 3 月中旬到 4 月中旬，到妙佑医疗国际下属的各个医院和诊所现场就诊的人数同比下降78%。与此同时，妙佑医疗国际远程医疗服务的使用率飙升，其中，患者在家的视频预约量明显大幅度增加。在新冠疫情前，他们的 300名医疗服务提供者前一年每人至少进行了一次远程医疗访问；到2020 年 7 月中旬，该项数据是去年的 20 余倍，超过 6500 次。妙佑医疗国际卒中远程医疗中心主任 Demaerschalk 认为，新冠疫情使美国的数字健康发展加快了约 10 年。欧洲和亚洲的许多地区也经历了大型综合性医院的急诊室和诊所患者就诊人数下降和远程医疗服务业务工作量大量增加的局面。

　　远程医疗与传统的医疗服务相比具有许多优势。在新冠疫情期间，远程医疗增强了患者和医疗服务提供者的安全性。远程医疗可以避免患者反复多次前往拥挤的大型综合性医院就诊，从而极大地降低了患者感染新冠病毒的概率，减少了发生院内感染的可能性，同时向患者尤其是老年患者提供了质量更好、获得更方便、成本更低的医疗服务。

　　远程医疗使得因与大型医院距离遥远或自身身体残疾而难以获得医疗服务的患者更容易获得医疗和护理服务。对老年人和慢性病患者等高危人群来说，不需要离开家即可获得医疗和护理服务是远程医疗一个巨大的优点。

　　世界各国的医务工作者和科研人员在新冠疫情期间开展了应用远程医学抗击疫情的工作，并作出了重要贡献。

　　美国洛杉矶市加州理工学院医学工程系的 Lukas 等学者在新冠疫

情期间，研究了用于远程新冠病毒诊断、监测和管理的新兴远程医疗工具，发现可以通过远程居家新冠病毒筛查、诊断和监测来降低潜在的疾病传播风险，避免就诊患者数量超负荷导致的医疗机构瘫痪。随着可穿戴和便携式传感器的大规模制造，许多新兴远程医疗工具被开发出来弥补新冠病毒诊断、监测和管理方面的不足，关键是医务工作者如何利用这些工具来更好地控制新冠病毒疫情。[90]

哥伦比亚卡利市伊塞斯大学的 Hincapié 等教授在新冠疫情期间，开展了关于远程医疗的实施和使用价值情况的研究。Hincapié 等学者根据医学文献数据库和谷歌学术中的不同检索策略进行了范围审查，以识别报告疫情期间各种远程医疗模式的实施情况和有用性的文献数据。他们按照应用领域和实施模式，以叙述性方式进行了总结，结果发现纳入的 45 项符合选择标准的研究中，大多数是基于历史记录的横断面研究，其中约 38% 的研究在美国进行，有 15.5% 的研究在印度进行和 15.5% 的研究在中国进行。Hincapié 等学者通过研究得出结论：新冠疫情促进了远程医疗的应用，改变了医疗服务的提供方式。这些益处和指导以及报告中的经验，将会促使整个卫生系统努力在各个领域有效地和全面地实施远程医疗。[91]

俄罗斯巴什基尔市巴什基尔国立医科大学的 Gareev 等学者在新冠疫情发生后，开展了对新冠病毒流行期间远程医学的机遇与挑战的研究。他们以新冠病毒感染患者为研究对象，经过研究发现远程医疗技术可以通过避免医务工作者与患者之间的直接接触来阻断新冠病毒的传播。新冠疫情期间，由于缺乏个人防护设备而暂停临床见习和监督、减少择期手术病例，不可避免地影响了医科大学医学生的内外科教育，应用虚拟学习、视频会议、社交媒体和远程医学的方案可以有效地解决医科大学医学教育突然中断的问题。远程医学是目前医学方面远程办公和学习的理想结合体。远程医学可以最大限度地减少病毒的传播、充分利用医疗保健提供者的时间、减轻医学教育的压力，在这场新冠疫情中发挥了重要作用。这项研究的结果表明：在新冠病毒流行期间，远程医学和远程医疗服务在传染病的管理和控制以及医学教育方面具有重要作用。[92]

　　美国得克萨斯医学院的 Colbert 等教授在新冠疫情发生后，研究了远程医学在新冠疫情期间的应用情况，发现远程医疗可以帮助缩小偏远地区与大城市在医疗保健资源之间的差距。自疫情发生以来，远程医疗一直在为抗击新冠疫情和防止新冠病毒扩散而作贡献。在新冠疫情期间，远程医疗已成为患者接受医疗服务的主要方式。远程医疗使医疗服务能够到达患者家中，通过保持社交距离和自我隔离来保护自身和其他患者的安全。在卫生管理中，远程医疗使卫生保健提供者可将更多资源集中在疫情的防控方面，同时继续照顾非新冠病毒感染患者的健康。新冠疫情期间，临床医生加深了对远程医学应用的了解，例如应用前向分诊（forward triage）作为避免急诊室患者与医生或其他患者接触的工具。在新冠疫情发生以前，远程医学主要用于满足初级保健需求，但面对突发的公共卫生事件，我们比以往任何时候都更多地利用远程医学来提供专门和紧急医疗保健服务。然而远程医学的优势也伴随着局限性，包括对患者的体格检查有限、缺乏实验室检查或影像学检查，以及许多其他缺陷。新冠疫情促使远程医学模式和设备作出了许多重要改进，这将促进新一代的远程医学模式的研究与开展。总之，面前突如其来的新冠疫情采用远程医学是可取的且有效的。[93]

　　挪威特隆赫姆市挪威科技大学的 Bokolo 等教授在新冠疫情发生后，对疫情期间和之后使用远程医疗和虚拟软件护理门诊的患者情况展开了研究。随着新冠病毒在世界各国的快速广泛传播，采取创新措施提供高质量的患者护理服务，阻断新冠病毒的传播变得迫切。基于软件系统，例如医疗软件应用程序，可以向医生提供关于健康的有价值的建议，以提高患者生活质量，尤其是门诊患者的生活质量。远程医疗和虚拟软件的使用可以为抗击新冠疫情作出重要贡献。更重要的是，Bokolo 等教授提出了影响使用远程医疗的因素。他们的研究结果表明，远程医疗和虚拟软件能够减少急诊室就诊次数、高效率使用医疗资源、缓解急诊室的压力，避免出现医疗机构的门诊医疗资源挤兑和急诊室医疗资源挤兑，并且可在新冠疫情期间和之后通过远程医疗治疗患者来减缓新冠病毒的传播。[94]

　　为了了解在新冠疫情期间远程医学在高收入国家和中低收入国家应用的可行性和实施情况，卡塔尔多哈市威尔康奈尔卡塔尔医学院人口健康研究所的 Doraiswamy 等教授开展了对新冠疫情期间远程医疗的使用情况范围界定审查的研究。范围审查是在乔安娜布里格斯研究所审查员手册的指导下进行的，他们使用特定的合格标准系统检索了 PubMed 和 Embase 数据库。从入围文章中提取的数据包括第一作者和所属单位、期刊名称、出版物类型、用于描述远程保健的术语及其附带定义、远程保健应用的卫生学科或医学专业及亚专业、远程保健使用的目的及作者对远程保健使用的总体计划。在 331 种不同期刊上发表的 543 篇文章被纳入此项调查研究范围，结果发现在新冠疫情发生的前 6 个月发表了大量关于高收入国家远程医疗的文献，有令人信服的证据表明远程医疗可能会对未来的医疗和保健产生重大影响。然而，必须确定远程医疗在资源有限的环境和中低收入国家的可行性和应用情况，以发挥其潜力，改变世界人口的医疗和保健状况。他们认为，鉴于远程医疗的迅速发展，迫切需要就远程医疗的定义、界限、协议、监测、评估和数据隐私达成全球共识。[95]

尼日利亚卡杜纳市卡杜纳州立大学的 David 等教授阐述了在新冠疫情期间非洲对远程医学的应用情况，由于保持社交距离是控制新冠病毒传播的一项关键性预防措施，适当提供医疗保健服务成为一项挑战。远程医学是一种利用互联网提供医疗服务和医学教育的有效方法，在许多国家已经得到广泛应用，并已显示出积极的成果。与世界其他国家相比，远程医学在非洲国家的实施情况较差。因此，需要加强非洲国家的远程医学系统的建设，以实现对新冠病毒的防控和向人们提供优质医疗服务的双重目标。[96] 这提示人们，在像非洲这样欠发达地区和低收入地区，远程医学在新冠疫情防控中的重要作用没有得到重视和充分发挥，这些欠发达地区的卫生行政主管部门应该高度重视远程医学在新冠疫情防控工作中的重要作用，充分利用远程医学为当地的疫情防控和医疗保健工作服务，提供高效、优质、方便的医疗护理服务，提高当地老百姓的健康水平。

眼科远程医疗特别是视网膜疾病的远程医疗，近年来取得了重大进展。美国剑桥市哈佛大学医学院、马萨诸塞州眼耳医院的 Raparia 等学者对视网膜远程医疗在新冠疫情期间的新进展进行研究。研究发现，新冠疫情期间，由于眼科疾病患者的就诊需求和眼科医生开展医疗工作的需求急剧增加，同时卫生行政主管部门扫除了以往眼科的医疗保险、医疗费用报销、医疗资源的获取和相关健康知识宣传教育方面的障碍，因此眼科的远程医疗进入了一个新时代，多项研究证明在新冠疫情期间远程医疗完全可以用于管理各种视网膜疾病。展望未来，极具潜力的新设备和护理模式将确保远程眼科医疗和远程视网膜护理在临床工作中得到更加广泛的应用，并将成为眼科医务工作者筛查、诊断和监测视网膜疾病的重要手段。因此，远程眼科医疗和视网膜远程医疗服务值得在眼科临床医疗工作中推广。[97]

　　针对新冠疫情之后远程医疗的发展方向以及远程医疗是否能够继续生存这个前瞻性的课题，加拿大蒙特利尔市蒙特利尔大学医院中心的 Brunet 等教授研究了蒙特利尔的一所大学保健中心如何在新冠疫情前和期间实施远程医疗。该中心通过部署适当的基础设施、持续培训和使用先进技术来加强远程医疗的应用，新冠疫情的发生促使医务工作者迅速克服了一些影响远程医疗工作开展的不利因素和障碍，加快了远程医疗的应用。远程医疗的未来取决于能否彻底消除影响远程医疗工作开展的不利因素和障碍，未来可结合远程医疗理念的变革、远程医疗的持续培训、远程医疗新技术来提高远程医疗护理质量，实现以价值创造为导向的远程医疗美好愿景。[98]

　　关于新冠疫情期间远程医学在急诊医疗工作中的应用，波兰华沙市华沙医科大学的 Witkowska-Zimny 和 Nieradko-Iwanicka 教授开展了相关研究。他们发现随着新冠疫情的发展，远程医疗解决方案已成为为患者提供医疗保健服务的关键组成部分，并被广泛用于急诊医学。新冠疫情导致远程医疗应用的数量明显增多，并且极大地提高了现有远程医疗解决方案的质量。特别是在急诊科，远程医疗的应用有助于防止新冠疫情的传播和保护医护人员的安全。新冠疫情期间，远程医学在急诊医疗工作中得到了非常广泛的应用，创新了许多远程急诊医学重要的解决方案。[99]

　　针对新冠疫情期间远程医学在远程外科手术过程中的医疗法律问题和患者个人隐私的数据安全问题，意大利卡梅里诺市卡梅里诺大学法学院的 Bailo 等教授开展了相关研究。远程医学将信息技术应用于医疗领域，可在远距离向患者有效提供医疗服务，这是在新冠疫情期间减少人际接触以避免传染的最佳选择。由于远程外科医疗在医疗质量和医疗成本控制方面具有众多好处，因此其应用范围延伸至越来越多的外科专业。在日益发展的远程外科医疗领域，必须考虑其技术和法律的影响。他们通过研究发现，出现远程外科医疗法律纠纷的主要原因是不同地理区域立法的差异，这在远程外科医疗纠纷失职案件中尤为明显。此外，还存在网络黑客恶意攻击传输数据流以窃取敏感数据或伤害患者的可能性。因此，卫生行政主管部门应该开展相应的立法工作，完善相关的法律，确保远程外科手术中患者的安全。这项研究从法律层面分析了远程外科手术所面临的法律问题和风险，为今后远程医学在外科手术方面的发展提供了很好的法律依据，可以为远程外科医学的健康发展保驾护航。[100]

意大利罗马的国家毒瘾和兴奋剂中心的 Solimini 等教授开展了对新冠疫情期间远程医疗面临的伦理和法律挑战的研究。他们通过研究发现，新冠疫情期间远程医疗实践的主要伦理和法律问题涉及以下重要方面：知情同意（关于远程治疗的风险和患者获得受益的信息提示）和自主性、患者隐私和保密、数据保护和安全、渎职和远程医疗专业责任/诚信、患者公平获取远程医疗服务、远程医疗护理质量、远程医疗专业人员与患者的关系，以及远程医疗的慈善原则。因此，他们认为针对与远程医疗有关的伦理和法律，需要建立严格的标准和具体的适用规则，以保证患者公平获得远程医疗服务、确保远程医疗护理质量、确保医疗保险可持续支付、保证远程医疗专业责任、确保尊重患者隐私、确保远程医疗数据安全。远程医疗服务作为传统医疗服务的补充或辅助工具，在新冠疫情期间为临床医务工作者增加了一种更好地为患者提供医疗和护理服务的有效途径。[101]

美国纽黑文市耶鲁大学医学信息学中心的 Kaplan 开展了对卫生信息技术的伦理、法律和社会问题与评价，以及远程医疗/远程保健与新冠疫情关系的研究。通过检索欧盟和专业组织的指南以及相关的研究论文，针对开展远程医疗和远程保健的临床医生的责任、接受远程医疗和远程保健的患者的责任、开展远程医疗的临床医生与患者关系的变化、远程医疗质量、患者对远程医疗的知情权和隐私、患者如何获得远程医疗、远程医疗相关的法律和法规、远程医疗的政策、远程医疗的商业化、患者对远程医疗的信息需求和评价等进行了相关研究。同时开展了对远程医疗发展过程中出现的新问题的研究，包括远程医疗的可用性、远程医疗的患者定制服务、远程医疗开展的医学课程和培训、远程医疗的具体实施、远程医疗商业化的许可和责任、远程医疗的互操作性、远程医疗的数据可用性、远程医疗的网络安全和远程医疗的信息基础设施的需求等。经过仔细研究，Kaplan建议卫生行政主管部门和临床医生更新远程医疗和远程保健相关的道德准则。新开展的各种远程医疗服务为远程医疗和远程保健的进一步发展提供了前所未有的机会，对伦理、社会和法律问题的调查研究可以帮助远程医疗和其他信息技术在道德上有效地融入医疗保健。[102]

　　印度德里市德里科技大学的 Nanda 和 Sharma 开展了对新冠疫情期间接受远程医疗的患者的满意度的调查研究。他们回顾性研究了接受远程医疗的患者对远程医疗的满意度和对虚拟医疗保健服务的偏好。Nanda 和 Sharma 从全世界 12 个国家的 1041 项研究报告中选出了 25 项研究报告开展研究，这些研究报告突出了疫情期间患者使用远程医疗的满意度和体验。基于 12 个不同国家的 48144 名接受远程医疗服务的患者和 146 名提供远程医疗服务的医生的调查研究结果显示，在就诊的各种模式中，患者对虚拟就诊的满意度较高。远程医疗在各项结果指标上都令人满意，包括远程医疗能够解决患者关切的问题、远程医疗能够与卫生保健提供者沟通、远程医疗具有有效性和可靠性。其中，最重要的优势是远程医疗能够节省患者的时间，因为患者使用远程医疗不需要乘坐交通工具前往医院，同时患者使用远程医疗时需要等待的时间更短，因此，患者更加容易获得远程医疗服务，远程医疗与传统的门诊医疗相比具有方便快捷、成本效益更高的优势。此研究发现接受远程医疗服务的患者的年龄和性别对满意度没有显著影响。提供远程医疗服务的医生和接受远程医疗服务的患者都强烈表示希望继续使用远程医疗，并一致认为远程医疗有能力在新冠疫情之后继续向广大患者提供常规医疗保健服务。他们认为满足远程医疗的长期可持续性应用和发展要求，应对远程医疗技术、远程医疗的培训、远程医疗的报销、接受远程医疗患者的数据隐私、远程医疗的法律准则和框架等问题进行更仔细的研究。由于远程医疗在补充医疗诊断、治疗、跟踪、监测和感染控制等传统医疗和保健服务方面具有巨大潜力，因此，必须将远程医疗作为一项积极主动的策略加以采用，并扩大远程医疗在疾病治疗和传染病防控工作中的应用规模，甚至在一些特殊情况下，例如新冠疫情期间，超越常规地紧急使用远程医疗以控制疫情的发展。此研究发现互联网信息技术的挑战（总共有 10 项研究报告）和远程医疗实施过程中医生无法对患者进行直接的体格检查可能导致相关潜在诊断错误（总共有 13 项研究报告），是远程医疗的主要缺陷。[103]

　　日本东京的庆应义塾大学医学院未来预防医学与健康希尔斯联合研究实验室的 Kinoshita 和 Kishimoto 开展了对新冠疫情前后日本远程医疗工作的现状与挑战的研究。他们对 2020 年 1 月至 2021 年 9 月期间日本政府和专业组织为促进远程医疗的使用而采取的活动和举措进行了叙述性回顾。研究发现：疫情之前，日本远程医疗的使用受到了限制，在新冠疫情发生以后日本政府提出了各种建议并放松了对远程医疗的管制，此举措扩大了远程医疗在疾病治疗和传染病防控工作中的应用规模，特别是日本政府的整体政策方向成为放松远程医疗管制的催化剂，日本的远程医疗工作在新冠疫情发生以后得到了快速的发展。因此，他们认为随着新冠疫情的发展，远程医疗已被越来越广泛地运用于疾病治疗和传染病防控工作之中，然而，日本政府和专业组织还需要采取进一步的举措以合理推广远程医疗。[104]

日本东京文京区的东京大学医学研究生院公共卫生系的 Miyawaki 等学者开展了对日本新冠疫情期间远程医疗使用者的年龄和社会差异的横断面研究。他们使用 2020 年 8 月 25 日至 9 月 30 日在日本进行的一项大型互联网调查数据，分析了接受远程医疗患者的年龄、受教育程度、居住地的城市化程度和收入水平与 2020 年 4 月和 2020 年 8 月至 9 月疫情期间这两个时间段远程医疗使用的关联。研究结果表明，在 24526 名 18~79 岁的参与者中，报告使用远程医疗的个体比例从 2020 年 4 月的 2.0% 增加到 2020 年 8 月至 9 月的 4.7%。2020 年 4 月年轻个体比老年个体使用远程医疗的频次更多，但是在 2020 年 8 月至 9 月期间 70~79 岁的老年个体使用远程医疗的频次大幅度增加。Miyawaki 等学者研究发现，在 2020 年 8 月至 9 月期间受教育程度、居住地的城市化程度和收入水平对远程医疗使用的影响存在差异，而 2020 年 4 月则不存在这种差异。2020 年 8 月至 9 月，大学学历的个体比高中及以下学历的个体更有可能使用远程医疗。仅在 2020 年 8 月至 9 月，居住在城市地区的个人的远程医疗使用率高于居住在农村地区的个人的使用率。在这两个时间段都没有观察到收入水平对远程医疗使用的差异。Miyawaki 等学者经过研究得出结论：在日本新冠疫情期间，尽管 70 多岁的老年人也增加了对远程医疗的使用，但是年轻人对远程医疗的使用仍多于老年人；教育程度和居住地的城市化程度对远程医疗使用影响的差异扩大。[105]

加拿大安大略省多伦多市女子学院的 Chu 等学者开展了对新冠疫情前和疫情期间农村地区远程医疗使用情况的横断面研究。他们对 2012 年 1 月至 2020 年 6 月期间每个月度和每个季度农村远程医疗使用情况进行了横断面研究，比较了新冠疫情之前和期间安大略省农村和城市地区居民远程医疗使用的变化情况。研究发现，新冠疫情前，2012—2019 年农村和城市人群的远程医疗使用率均较低，但农村患者远程医疗的总体使用率略高；新冠疫情发生后农村患者的远程医疗就诊率显著提高，2020 年 6 月达到每千名患者 147 次就诊；在城市患者中观察到类似但更明显的增长（每千名患者 220 次就诊）。远程医疗的使用次数在所有年龄组中均有所增加，年龄≥65 岁的老年人的使用率最高，至少接受过 1 次远程医疗的患者比例在各成人年龄组中相似；但是在新冠疫情前，年龄<18 岁的年轻患者和年龄≥80 岁的老年患者接受远程医疗的比例较低。接受远程医疗的女性多于男性。居住在人口相对较少的农村地区的远程医疗用户比例显著高于居住在人口较多的农村地区的远程医疗用户比例。在新冠疫情期间，远程医疗在城市和人口较少的农村地区的使用率显著增加。[106]

日本东京庆应义塾大学医学院的 Kinoshita 等学者开展了对新冠疫情期间 17 个国家和地区的远程精神病学相关法规的变化情况的研究。17 个不同国家和地区的 30 名合作者在 2019 年年底和 2020 年 5 月回答了一份关于使用和实施远程精神病学护理障碍的调查问卷。根据调查问卷反馈，接受调查的所有的国家和地区都表示远程精神病治疗现在可以在其公共保健系统内进行。在一些地区，对通过远程

精神病诊断开处方药的限制有所放松，但是 17 个国家和地区中的 11
个国家和地区对通过远程精神病诊断开处方药仍有限制。此外，新冠
疫情期间有 15 个国家和地区的远程精神病学服务的报销比例与现场
面诊相同或更高。Kinoshita 等学者研究发现，由于新冠疫情，大多数
接受调查的国家和地区正在改变以前限制远程医疗使用的法律法规，
这些研究结果提供的信息可以指导未来的政策和监管决定，促进远
程精神病学在全世界更大规模地应用。[107]

　　美国加利福尼亚州南加州凯撒永久医院研究与评估部的 Qian 等
学者开展了对一家大型综合性医疗机构在新冠疫情期间门诊和远程
医疗就诊差异的回顾性研究。他们以 2020 年 1 月 5 日至 2020 年
10 月 31 日及 2019 年同期某医院每周门诊和远程医疗就诊率（按患
者年龄、性别、种族/民族和社区水平家庭收入中位数分组）为研究
对象，使用泊松回归模型分析了每个亚组在新冠疫情早期（2020 年
3 月 22 日至 4 月 25 日）和晚期（2020 年 10 月 4 日至 10 月 31 日）
相对于新冠疫情前（2020 年 1 月 5 日至 3 月 7 日）的就诊率变化，
同时使用 2019 年的数据调整了季节性因素的影响。研究结果发现，
新冠疫情期间远程医疗就诊数量的增加在各亚组中各不相同，而门
诊就诊的减少情况也与之相似。在各年龄组中，年龄≥65 岁人群的
远程医疗数量增加最少。同一时期，不同种族/民族中，西班牙裔个
体的远程医疗数量增幅最大。在不同收入水平中，低收入组的远程医
疗就诊数增加最多。到 2020 年 10 月，西班牙裔、非西班牙裔黑人和
低收入群体的综合门诊和远程医疗就诊率恢复到疫情前的水平，他
们的研究结论是西班牙裔群体和低收入群体在应对新冠疫情方面的
远程医疗利用率增幅最大，因此，远程医疗的使用有可能减轻新冠疫
情对这些弱势群体接受医疗保健服务的影响。[108]

美国罗切斯特市马约诊所的 Hassan 等学者开展了对新冠疫情期间远程医疗用于运动障碍诊疗的全球调查研究。运动障碍学会远程医疗研究小组于 2020 年 3—4 月对来自世界各大洲 40 个国家的远程医疗专家进行了调查。他们对远程医疗的法律法规、费用的报销、临床使用和发展中存在的障碍这四个领域进行了评估，将远程医疗中新出现的针对新冠疫情的反应与基线设想进行比较。研究结果发现：作为针对新冠疫情的直接应对措施，全世界范围内各种形式的运动障碍远程医疗有所增加，这得益于远程医疗技术的普及。然而，接受远程医疗的患者的隐私问题、医疗保险报销问题、远程医疗访问受限和缺乏远程医疗培训是影响世界各地发展运动障碍远程医疗的主要障碍，在新冠疫情结束之后，关于远程医疗的法规条例和远程医疗费用的报销政策仍然有待完善。[109]

美国莎琪娜凯恩兰过敏和哮喘中心的 Bajowala 等学者开展了对新冠疫情后远程医疗覆盖范围和支付政策的研究。新冠疫情这个突发公共卫生事件凸显了远程医疗作为一种安全有效的医疗保健提供模式的重要性，各国政府和支付方迅速扩大远程医疗覆盖范围并明确支付标准，以努力确保公众在疫情期间获得及时的医疗保健服务。他们研究了远程医疗的覆盖范围、计费和报销的当前趋势，分析了美国远程医疗支付政策的历史和现状，并特别关注根据新冠疫情作出的政策调整。他们认为在解决公共卫生紧急情况之后，需要对远程医疗覆盖范围和支付政策的未来前景做进一步的探讨和研究。[110]

美国奥斯汀市得克萨斯大学奥斯汀分校戴尔医学院的 Miner 等学者开展了对新冠疫情期间临床医生对远程医疗的感知的研究。他们针对一个大型多专业医疗团队的医生完成了一项调查，内容包括人口统计学、远程医疗经验、对远程医疗接触的各种要素的满意度、远程医疗平台的预期功能、个性特征和偏好。此研究结果表明在新冠疫情后继续提供远程医疗的愿望与以下因素独立相关：对远程医疗护理质量的满意度较高、认可使用远程医疗进行体检的便利性、认可适应性是成为临床医生的重要因素。对远程医疗护理质量的满意度较高与以下因素有关：认为适应性是成为临床医生的重要因素、认为自己感知多于判断的临床医生、来自农村的远程医疗提供者、不太喜欢面对面工作会议的人。临床医生将患者和医生的易用性列为远程医疗平台最重要的特征。Miner 等学者研究发现，早期实施远程医疗的临床医生对自己的适应性感到自豪，并重视基于远程医疗技术的工作方式。[111]

加拿大基奇纳市卓越电子健康中心的 Mohammed 等学者开展了对新冠疫情期间在初级医疗保健中实施远程医疗的用途、挑战以及持续使用的经验教训的研究。他们邀请在安大略省西南部执业的初级保健医生和护士参加在线调查，共收到了 207 份回复，96.6% 的受访者在临床实践中提供了远程医疗服务。自新冠疫情发生以来，有66.4% 的临床医生提供了远程医疗服务，而疫情前临床医生提供远程医疗服务的平均比例为 6.5%。被调查的临床医师表示新冠疫情结束以后将继续使用远程医疗访视，比例为 43.9%。74.5% 的被调查的临床医师对其使用远程医疗的体验感到满意，88% 的被调查的临床医师认为他们可以将远程医疗很好地纳入常规工作流程中。同时，被调查的临床医师强调了在提供远程医疗服务方面的一些挑战：农村地区的临床医生认为 Wi-Fi 的网速和有限的连接是将远程医疗纳入临床实践的主要障碍；相比之下，城市地区的临床医生更担心患者过度使用远程医疗服务，研究发现城市和农村地区的临床医生对一些挑战的感知存在显著差异。Mohammed 等学者研究发现，远程医疗的使用率在新冠疫情期间呈指数级增长，人们对在疫情后进行初级保健时继续使用虚拟保健非常感兴趣，提高初级保健环境中实施远程医学的运作效率可以扩大卫生系统的医疗能力，保障远程医学长期平稳持续地发展。[112]

加拿大多伦多市全球电子健康创新中心的 Wali 等学者开展了对新冠疫情期间心力衰竭患者远程监护项目的案例研究。他们以加拿大多伦多一家医疗诊所远程监护项目的患者、临床医生和项目工作人员共 29 人为研究对象。研究结果发现，随着新冠疫情期间心力衰竭患者自己到医院就诊的次数的减少，心力衰竭患者的远程监护等虚拟医疗服务已显示出重大价值。临床医务工作者应该重新审视远程医疗干预的范围和期望，简化接受远程医疗患者的就诊流程，进行个性化患者信息收集，以建立更牢固的远程医疗关系，对患者健康状况进行更全面的评估。[113]

美国纽约市阿尔伯特·爱因斯坦医学院/蒙蒂菲奥里医学中心的 Stifani 等学者开展了对纽约市新冠疫情早期阶段关于避孕咨询的远程医疗的患者体验的研究。研究结果显示 2020 年 4 月 1 日至 6 月 30 日期间，共有 169 例患者符合远程医疗访视条件。其中 86 人对调查作出答复，23 人参加了访谈。研究发现 86% 的受访者对远程医疗就诊非常满意，63% 的受访者表示完全满足她们的需求。大多数人强烈赞同在新冠疫情结束后保留这些远程医疗访视，其中有 51% 的患者表示以后很可能选择远程医疗而不是亲自到医院就诊。此项调查研究发现远程医疗具有很好的便利性，特别是对那些有工作或育儿责任的妇女。虽然一些患者在接受远程医疗以后又到医院进行了面对面的就诊，但许多人对通过网络接受远程咨询的体验表示赞赏，并发现随后到医院进行的面对面访问变得更有效率。患者认为不需要体检的就诊是远程医疗理想的就诊方式，其中有部分妇女希望她们今后的全部或大部分就诊都采取远程医疗的方式。Stifani 等学者研究发现在新冠疫情期间，女性患者利用远程医疗进行避孕咨询获得了非常好的积极体验，她们称赞远程医疗访问的便利性，并且非常重视远程医疗虚拟咨询的体验。[114]

第七章　结　语

　　我国已经进入老龄化社会，随着我国社会老龄化程度的逐步加深，全社会对老年医疗服务的需求也在扩大，传统的医疗模式越发难以满足不断增长的老年医疗服务需求。远程老年医学发展前景非常广阔，应用场景非常广泛，远程老年医学可以为广大老年群体提供方便、快捷、高效和高质量的远程医疗服务及远程护理服务，可以极大地提高广大老年群体的生活质量，满足老龄化社会广大老年群体日益增长的医疗和护理需求。

一、远程老年医学的发展和应用

　　在新型冠状病毒流行期间，远程老年医学在老年群体的疫情防控工作中起到了非常重要的作用，远程老年医学为广大老年患者提供了远程医学会诊、远程医学咨询和基于互联网的上门护理服务。在新型冠状病毒流行期间，许多大型三级甲等医院的临床医学专家通过远程老年医学系统为医疗力量相对薄弱的中西部地区的新型冠状病毒感染患者开展远程会诊，对重症新冠感染患者进行远程救治指导。同时，应用远程老年医学系统降低了新型冠状病毒流行期间老年患者发生院内交叉感染的风险，为老年群体的新冠疫情防控工作作出了重要贡献，充分彰显了远程老年医学的应用潜力。远程老年医学为广大老年群体提供了远程诊疗、远程诊断、远程会诊服务，创新打造了医患零距离的优质专科诊疗模式，让居民享有城乡一体化的医疗服务，缓解了看病难就医贵问题，提升了人民健康水平和医疗卫生服务均等化水平，使广大老年患者获得了更高质量的医疗卫生服务，因此，远程老年医学具有重要的社会价值。

基于远程老年医学系统的远程医疗信息咨询工作，在新冠疫情期间为广大老年群体提供了及时有效的老年健康咨询，缓解了老年患者对新冠疫情的焦虑情绪，并避免了由此产生的相关心理疾患，指导老年群体采取正确的防控措施开展新冠疫情防控工作，包括新冠疫情期间老年人正确的生活方式、正确的洗手方式、正确的口罩佩戴方式等。特别重要的是，基于远程老年医学系统的老年健康咨询极大地缓解了老年患者在疫情期间的心理焦虑和恐慌情绪，为他们提供了及时有效的心理健康咨询，对保证老年群体在疫情期间的心理健康和身体健康起到了重要的作用。

基于互联网远程老年医学系统的上门护理服务为老年患者提供了便捷的家庭护理服务，保障了老年患者享有平等的家庭护理服务的权利，极大地解决了老年患者在疫情期间接受护理服务的问题，特别是对那些老年慢性疾病患者，包括老年肿瘤化疗患者、老年糖尿病患者和老年褥疮患者，更是起到了雪中送炭的积极作用。基于互联网远程老年医学的上门护理服务，为有长期留置导管的老年患者提供了 PICC 维护护理服务，帮助这些老年患者克服了需要反复去大型综合性医院接受 PICC 护理的困难，极大地降低了老年患者在疫情期间反复到大型综合性医院就诊而感染新冠病毒的概率。

远程老年医学的学科发展在新型冠状病毒流行期间也得到了长足的进步，现在远程老年医学已经在老年肾脏病学领域进入临床应用阶段。一些大型三甲医院，例如上海交通大学医学院附属仁济医院，已经将远程老年医学应用于老年尿毒症患者居家腹膜透析中，开展远程老年患者腹膜透析操作的指导和腹膜透析的质量监控的工作，确保老年患者能够按照家庭腹膜透析操作规范完成居家腹膜透析治疗。远程老年医学在肾脏病如老年尿毒症患者腹膜透析治疗领域的应用，一方面使医院内的医生和护士可以及时通过互联网观察到老年尿毒症患者完成腹膜透析操作的全过程，极大地提高了老年尿毒症患者居家腹膜透析的质量和效果；另一方面降低了老年尿毒症患者由于不规范的腹膜透析操作发生急性腹膜炎的概率，或者使老年尿毒症患者在出现急性腹膜炎等并发症和不良情况的早期就能及时联系到相关的医生和护士，采取有效措施予以解决，明显减少了老年尿毒症患者因反复发作急性腹膜炎而导致的腹膜功能丧失，被迫退出腹膜透析治疗的问题。

远程老年医学在老年心脏病学、老年内分泌学、老年精神病学等临床医学三级学科领域也得到了非常广泛的应用。

二、远程老年医学未来的发展

2022 年 12 月 11 日，由中国老年医学学会远程医学分会主办的中国老年医学学会远程医学分会年会在北京召开，会议主题为"发展远程医学，赋能老年健康"。本次中国老年医学学会远程医学分会年会采取线上形式举行，突出了远程老年医学基于互联网的鲜明特性。中国老年医学学会远程医学分会会长张梅奎主任医师在大会上致辞。在此次中国老年医学学会远程医学分会年会上，来自国内多家三甲医院远程医学和老年医学的专家围绕远程医疗、老年医学、智能化慢性病管理等议题，多维度探讨了 5G、云计算、大数据、物联网、人工智能等新技术在远程老年医学领域的深度应用和创新实践。

远程老年医学未来发展的具体构想主要从硬件和软件两方面出发。在硬件方面，主要是要进一步提高远程老年医学网络宽带的带宽和网络视频信号传输的及时性、稳定性，以及远程病理诊断所需要的病理图片色彩的真实性，进一步推广 5G 网络的应用，甚至于迅速发展基于 6G 网络的远程老年医学远程会诊、远程病理诊断和远程外科手术。由于 6G 网络比 5G 网络网速更快，6G 网络几乎不存在时延，因此，基于 6G 网络可以更加有效地开展实时远程外科手术。中国人民解放军总医院已经成功开展了基于远程诊疗系统的远程外科手术——帕金森病"脑起搏器"植入手术。2019 年 3 月 17 日，中国人民解放军总医院海南医院（海南省三亚市）的神经外科主任医师凌至培在海南省三亚市通过 5G 网络远程进行外科手术 3 个小时，成功为身处中国人民解放军总医院第一医学中心（北京市）的一位患者完成了"脑起搏器"植入手术，实现了相距近 3000 公里的远程外科手术。

在软件方面，远程老年医学未来需要设计开发功能更加完善、更加方便老年人操作、更加便于临床医生与老年人沟通进行远程会诊的各种远程老年医学软件。开发出让老年人用语音即可操作的远程会诊软件，这样既可以弥补老年群体在计算机应用方面的薄弱，也可以方便智力障碍或者视力减退的老年人获得远程老年医学服务。

远程老年医疗服务的软硬件系统在标准化和使用操作的方便性方面，还需要深入研究。要积极推动将远程老年医疗纳入基本医疗保险统筹基金和新农合报销目录工作，提高老年群体申请远程医疗的积极性。

我们可以乐观地预见广大老年群体在不久的将来只需要在自己的手机上使用提供远程医疗的 App，就可以享受到方便、快捷、高效的远程医疗服务和基于互联网的上门护理服务，就像现在我们在手机上使用网络购物 App 购物一样方便快捷。现在，网络购物已经深入我们生活的方方面面，因此，我们完全可以想象未来远程老年医学将会深入老年人生活和保健的各个方面，全方位地为老年群体提供高质量的医疗和护理服务。

伴随着互联网信息技术的快速发展、5G 的应用、8K 高清技术以及大数据技术的突飞猛进，远程老年医学将迎来快速发展的高光时刻，远程老年医学将成为非常受广大老年人欢迎的医学技术。远程老年医学可以为广大老年患者提供基于互联网的慢性病管理和远程心电诊断、远程心电监护、远程生命指标监护等远程医学服务。广大老年患者将普遍使用远程老年医学技术求医就诊、定制上门护理服务及远程心电诊断/监控服务等。在不久的将来，远程老年医学将成为临床老年医学的主要就诊模式，也将成为老年健康咨询和老年慢性病管理的主要方式。另外，随着大量可穿戴式的生命指标和健康指标监测设备的发展和普及，远程老年医学将与人工智能和大数据技术进一步融合，为广大老年群体提供高质量的远程医疗设备和服务。这些关于远程老年医学的美好发展前景并不遥远，事实上，有些远程老年医学的未来发展设想已经通过广大医务工作者的辛勤努力和刻苦攻关成为现实。

我国幅员辽阔、人口众多，各个地区的卫生医疗条件发展不均衡，远程老年医学可以跨越时空，远距离地提供方便、快捷、高效的医疗服务，更好地满足老年人群的医疗健康需求。远程老年医学具有非常广阔的发展前景，但依然还有许多工作要做，谨以此书抛砖引玉，希望更多的医务工作者投身远程老年医学领域，为我国远程老年医学的发展作出积极的贡献。

参考文献

［1］刘婉姮，刘庆，鲍玉荣，等．远程医疗与"互联网+"一体化发展现状与前景展望［J］．海南医学，2017，28（5）：805-806.

［2］张梅奎，马毅，周丽，等．远程医疗在新型社区卫生服务体系中建设策略与模式探讨［J］．中国中医药现代远程教育，2008，6（10）：1281-1282.

［3］董天舒，张梅奎．健康中国战略背景下医院远程医疗的发展探索［J］．中国数字医学，2018，13（9）：52-53.

［4］王睿，申京波，张仕宇．区域性远程心电会诊医疗行为管理策略［J］．实用心电学杂志，2021，30（5）：314-317.

［5］王丹，李程，孙静改，等．超声人工智能诊断系统联合远程医疗的临床价值探讨［J］．中国超声医学杂志，2021，37（7）：765-766.

［6］蒋帅，孙东旭，翟运开，等．远程医疗在新冠肺炎疫情防控中的实践与探索［J］．中国数字医学，2021，16（3）：109-113.

［7］郭丽娜，刘延锦，朱义如，等．基于远程医疗的脑卒中专科护

士门诊构建［J］. 中国医院管理，2021，41（2）：76-79.

［8］王琳琳，翟运开，王小宁，等. "一带一路"远程医疗服务体系建设研究［J］. 中国工程科学，2019，21（4）：47-52.

［9］袁飞，陈婉萍，林绍海. 冠心病治疗中"互联网+"新型医疗模式的应用进展［J］. 心肺血管病杂志，2022，41（6）：697-700.

［10］赵明星，胡鲜云，石晓萍，等. 新冠肺炎期间互联网医疗在老年高血压管理中的应用研究［J］. 中华保健医学杂志，2021，23（1）：101-102.

［11］石晶金，胥婷，于广军. 互联网医疗在我国新型冠状病毒肺炎疫情防控中的探索与实践［J］. 中国卫生资源，2021，24（2）：208-212.

［12］王隽，李刚，王沅，等. 新冠肺炎疫情下互联网医院建设探讨［J］. 中国社会医学杂志，2022，39（1）：4-6.

［13］罗志攀. 构建"互联网+"医院—社区—家庭儿童雾化互助服务的模式［J］. 安徽医专学报，2022（3）：7-9.

［14］李慧琪，张赛春，王敏，等. 互联网+移动医疗模式下服用恩格列净2型糖尿病患者管理［J］. 中华老年多器官疾病杂志，2022，21（1）：6-10.

［15］魏明月，王淑，王淼，等. 基于"互联网+"的跨区域医疗信息共享与服务协同平台设计［J］. 中国卫生资源，2021，24（5）：547-550.

［16］刘士敏，白若岑，陈民. 远程医疗与老年疾患：国际发展趋势分析［J］. 中国组织工程研究，2014，18（49）：8031-8036.

［17］朱淑金，李鑫，贺显建，等. 家庭远程血压管理在老年高血压病

患者中的应用观察［J］．心脏杂志，2017，29（3）：333-336.

［18］贺显建，李鑫，朱淑金，等．远程医疗老年医疗服务模式构建与应用［J］．人民军医，2017，60（6）：622-625.

［19］杜超，张梅奎．远程医疗在居家养老健康服务中的应用研究［J］．转化医学杂志，2018，7（4）：237-239.

［20］张羽翔．高质量远程医学服务平台在慢病管理上的应用研究［J］．安徽医专学报，2022（6）：7-10.

［21］张冬妮，艾育华，孙瑶，等．构建居家老年健康管理系统的可行性研究［J］．中国全科医学，2013，16（16）：1887-1889.

［22］樊凯，赵畅，蔡道章．远程自助监控和危急预警系统对老年慢性病的应用价值［J］．中华老年多器官疾病杂志，2018，17（10）：780-783.

［23］顾叶春，郑祥，叶程程，等．养老机构远程医养结合体系的构建及成效评价［J］．中国现代医生，2023，61（3）：92-95.

［24］杨捷雯，朱亚，曾彦英，等．社区养老机构中远程医疗运用现状及问题研究［J］．卫生软科学，2022，36（5）：44-49.

［25］刘骏洲．老年居家无线远程医疗监护系统研究［D］．西安：西安建筑科技大学，2018.

［26］田雪，麦颖红，王存金，等．远程医疗在老年患者髋关节置换术后居家康复中的应用现状及发展策略［J］．实用临床医药杂志，2022，26（24）：143-148.

［27］黄胜楠，赵瑞，肖暖．远程医疗在老年高血压管理中的研究进展［J］．医学研究与教育，2022，39（4）：39-44.

［28］祁娜，梁晓丽．医护血糖管理团队远程血糖监测在胰岛素泵治疗老年2型糖尿病中的应用［J］．河南医学研究，2021，30

(7)：1245-1247.

[29] 陈芳. 远程医疗在老年人管理中的应用现状及启示 [J]. 中国继续医学教育，2020，12（1）：78-80.

[30] 谢海雁，张雪晗，倪雪峰，等. 远程医疗在老年人群中的应用 [J]. 中华全科医师杂志，2016，15（10）：805-808.

[31] 章伟，严莉萌，谭美丽，等. 远程医疗在社区老年人皮肤病医疗咨询服务中的探索 [J]. 解放军医院管理杂志，2010，17（11）：1061-1062.

[32] 郭兴，李强，酒春惠，等. 远程医疗监护系统在医院外老年人跌倒报警的应用报道 [J]. 中国实用医药，2011，6（34）：275.

[33] 蔡伟萍，郑路平，田海涛，等. 基于远程医疗的个案管理模式在老年慢性心力衰竭患者院外管理中的应用 [J]. 转化医学杂志，2020，9（3）：150-153.

[34] 张红，邓玉凤，孙琳，等. 远程医疗模式在老年 2 型糖尿病患者中的临床应用 [J]. 中国老年学杂志，2017，37（12）：2950-2952.

[35] 朱凤华，伊红. 远程心电监护系统在医院外老年人群中的应用 [J]. 医疗卫生装备，2008，29（5）：96.

[36] EBERLY L A, KALLAN M J, JULIEN H M, et al. Patient characteristics associated with telemedicine access for primary and specialty ambulatory care during the COVID-19 pandemic [J]. JAMA Network Open, 2020, 3 (12)：e2031640.

[37] CHOI Y K, THOMPSON H J, DEMIRIS G. Use of an internet-of-things smart home system for healthy aging in older adults in residential settings：Pilot feasibility study [J]. JMIR Aging, 2020, 3

（2）: e21964.

[38] WEST S P, LAGUA C, TRIEF P M, et al. Goal setting using tele-medicine in rural underserved older adults with diabetes: Experiences from the informatics for diabetes education and telemedicine project [J]. Telemedicine Journal and e-Health: the Official Journal of the American Telemedicine Association, 2010, 16 (4): 405-416.

[39] SHAH M N, MORRIS D, JONES C M C, et al. A qualitative evaluation of a telemedicine-enhanced emergency care program for older adults [J]. Journal of the American Geriatrics Society, 2013, 61 (4): 571-576.

[40] GOLDSTEIN C M, GATHRIGHT E C, DOLANSKY M A, et al. Randomized controlled feasibility trial of two telemedicine medication reminder systems for older adults with heart failure [J]. Journal of Telemedicine and Telecare, 2014, 20 (6): 293-299.

[41] ROTER D L. The outpatient medical encounter and elderly patients [J]. Clinics in Geriatric Medicine, 2000, 16 (1): 95-107.

[42] BATSIS J A, PLETCHER S N, STAHL J E. Telemedicine and primary care obesity management in rural areas: Innovative approach for older adults? [J] .BMC Geriatrics, 2017, 17 (1): 1-9.

[43] MITKA M. Telemedicine eyed for mental health services: Approach could widen access for older patients [J]. JAMA, 2003, 290 (14): 1842-1843.

[44] EGEDE L E, ACIERNO R, KNAPP R G, et al. Psychotherapy for depression in older veterans via telemedicine: A randomised, open-

label, non-inferiority trial [J]. The Lancet Psychiatry, 2015, 2 (8): 693-701.

[45] GOINS R T, KATEGILE U, DUDLEY K C. Telemedicine, rural elderly, and policy issues [J]. Journal of Aging & Social Policy, 2001, 13 (4): 53-71.

[46] TEMNIKOVA E. Outpatient treatment of elderly patients with chronic heart failure: Problems and solutions [J]. Advances in Gerontology, 2010, 23: 624.

[47] MARESCA G, DE COLA M C, CALIRI S, et al. Moving towards novel multidisciplinary approaches for improving elderly quality of life: The emerging role of telemedicine in Sicily [J]. Journal of Telemedicine and Telecare, 2019, 25 (5): 318-324.

[48] EUDES Y, MANGENEY K, DIMÉO M, et al. The benefit of telemedicine for enabling elderly or disabled people to access care [J]. Soins; La Revue De Reference Infirmiere, 2016, 61 (810): 41-44.

[49] ANDRÉS E, ZULFIQAR A A, TALHA S, et al. Telemedicine in elderly patients with heart failure [J]. Geriatrie et Psychologie Neuropsychiatrie Du Vieillissement, 2018, 16 (4): 341-348.

[50] ZULFIQAR A A, HAJJAM A, ANDRÈS E. Focus on the different projects of telemedicine centered on the elderly in France [J]. Current Aging Science, 2019, 11 (4): 202-215.

[51] 卢璇, 张建薇, 邓小岚, 等. 以专科护士为主导的老年慢病"互联网+护理服务"模式构建与实施 [J]. 实用临床医药杂志, 2021, 25 (9): 86-89.

[52] 任爱娜, 王惠儿, 陆启文, 等. "互联网+健康管理服务" 在胃肠肿瘤随访中的应用效果 [J]. 健康研究, 2022, 42 (1): 22-25.

[53] 袁媛, 周红娣, 洪飞, 等. 护士开展 "互联网+" 上门护理工作及困难体验的质性研究 [J]. 护士进修杂志, 2022, 37 (11): 1009-1013.

[54] 董玲娜, 盛芝仁, 周红娣, 等. 基于 "互联网+" 的延续性护理对前列腺增生患者自护能力、心理状态及生活质量的影响 [J]. 中国乡村医药, 2021, 28 (14): 67-68.

[55] 盛芝仁, 周红娣, 宋晓萍, 等. 基于移动互联网的居家延续护理模式的构建及运行机制研究 [Z]. 2020.

[56] 刘超, 董芮含, 刘俐惠. 护士视角下 "互联网+护理服务" 实施障碍的质性研究 [J]. 护士进修杂志, 2023, 38 (4): 375-379.

[57] 任志方, 张博寒, 张明娜, 等. 政策工具与文献视角下我国 "互联网+护理服务" 政策文本与实施现状分析 [J]. 卫生职业教育, 2022, 40 (15): 130-133.

[58] 任志方, 高学莉, 王艳玲, 等. 基于三维质量理论与服务质量评价模型的 "互联网+护理服务" 质量评价指标体系的构建 [J]. 中国护理管理, 2022, 22 (3): 391-396.

[59] 李敏, 臧舒婷, 邹琦. "互联网+" 的延续性护理模式下急性心肌梗死患者远期预后效果分析 [J]. 实用预防医学, 2023, 30 (2): 219-222.

[60] 王艳玲, 阚亦非, 张楠楠. 基于 "互联网+" 的医疗健康管理模式在糖尿病患者管理中的应用 [J] 齐鲁护理杂志, 2021, 27

（23）：5-7.

[61] 孙慧，鲁豫皖，郑雪芝."互联网+"三位一体护理对短暂性脑缺血发作患者近期疗效自我管理能力及生存质量的影响 [J]. 山西医药杂志，2021，50（9）：1566-1568.

[62] 魏艳芳. 互联网+闭环式健康管理在尿毒症患者中的应用 [J]. 航空航天医学杂志，2021，32（2）：227-229.

[63] 窦雄. 基于"互联网+"技术的社区健康教育新模式构建及在T2DM 中实证研究 [J]. 中国人民解放军陆军军医大学，2023（2）：117.

[64] 郑传芬，武书兴，窦雄，等. 构建"互联网+健康教育"社区糖尿病三级联动管理新模式 [J]. 健康教育与健康促进，2022，17（1）：89-92.

[65] 梁吒吒，钟小玲，周东红，等. COVID-19 疫情期间影响患者利用互联网护理服务的因素分析 [J]. 医院管理论坛，2021，38（8）：60-62.

[66] 吴晓霞，张茵，孙丽凯. 新冠肺炎疫情期间老年人居家护理需求调查 [J]. 医学食疗与健康，2022，20（16）：175-178.

[67] 单清，王其军，李扬，等. 关于推进"互联网+护理服务"区域一体化建设打造扬州市智慧医疗新高地的对策研究 [J/OL]. 2022-7-17 [2023-3-10]. https：//mp. weixin. qq. com/s?_biz = MzIwMzQzNzU3MQ = = &mid = 2247562775&idx = 2&sn = 46219a6f1e538159a24656fe84aa9afd&chksm = 96ccd57ba1bb5c6ded29811c394294f6fcdd72f4e2a83f2160f673736e638fc8f88d8db22c6c&scene = 27.

[68] QI TAN A J, CHUA W L, MCKENNA L, et al. Enablers and barri-

ers to nurse-facilitated geriatric teleconsultations in nursing homes: A quali-tative descriptive multi-site study [J]. Age and Ageing, 2022, 51 (12): afac268.

[69] PLUNGER P, EITENBERGER M, KLETECKA-PULKER M, et al. Using telemedicine in nursing homes during the COVID-19 pandemic: A multi-perspective view on the implementation process [J]. Nursing Open, 2022, 9 (2): 1155-1163.

[70] OHLIGS M, STOCKLASSA S, ROSSAAINT R, et al. Employment of telemedicine in nursing homes: Clinical requirement analysis, system development and first test results [J]. Clinical Interventions in Aging, 2020, 15: 1427-1437.

[71] REE E. What is the role of transformational leadership, work environment and patient safety culture for person-centred care? A cross-sectional study in Norwegian nursing homes and home care services [J]. Nursing Open, 2020, 7 (6): 1988-1996.

[72] SIMNING A, ORTH J, WANG J J, et al. Skilled nursing facility patients discharged to home health agency services spend more days at home [J]. Journal of the American Geriatrics Society, 2020, 68 (7): 1573-1578.

[73] RYDENFÄLT C, PERSSON J, ERLINGSDOTTIR G, et al. eHealth services in the near and distant future in Swedish home care nursing [J]. Computers, Informatics, Nursing: CIN, 2019, 37 (7): 366-372.

[74] NÆSS G, KIRKEVOLD M, HAMMER W, et al. Nursing care needs and services utilised by home-dwelling elderly with complex

health problems: Observational study [J]. BMC Health Services Research, 2017, 17 (1): 645.

[75] NARUSE T, MATSUMOTO H, FUJISAKI-SAKAI M, et al. Measurement of special access to home visit nursing services among Japanese dis-abled elderly people: Using GIS and claim data [J]. BMC Health Services Research, 2017, 17 (1): 377.

[76] LEE H J, JU Y J, PARK E C, et al. Effects of home-visit nursing services on hospitalization in the elderly with pressure ulcers: A longitudinal study [J]. European Journal of Public Health, 2017, 27 (5): 822-826.

[77] MURTAUGH C M, DEB P, ZHU C, et al. Reducing readmissions among heart failure patients discharged to home health care: Effectiveness of early and intensive nursing services and early physician follow-up [J]. Health Services Research, 2017, 52 (4): 1445-1472.

[78] REE E, WIIG S. Employees' perceptions of patient safety culture in Norwegian nursing homes and home care services [J]. BMC Health Services Research, 2019, 19 (1): 607.

[79] FUJIMOTO H, GREINER C, HIROTA M, et al. Experiences of violence and preventive measures among nurses in psychiatric and non-psychiatric home visit nursing services in Japan [J]. Journal of Psychosocial Nursing and Mental Health Services, 2019, 57 (4): 40-48.

[80] KATAHIRA N, TSUKASAKI K. Nursing care in multifunctional small group homes providing day, visiting and overnight services for

older people living at home ［J］. International Journal of Nursing Practice, 2016, 22 (6): 605-615.

［81］ LE MANACH V. The role of the nurse coordinator within in-home nursing care services ［J］. Soins; La Revue De Reference Infirmiere, 2016 (806): 44-46.

［82］ RABINOWITZ T, MURPHY K M, AMOUR J L, et al. Benefits of a telepsychiatry consultation service for rural nursing home residents ［J］. Telemedicine Journal and e-Health: the Official Journal of the Ameri-can Telemedicine Association, 2010, 16 (1): 34-40.

［83］ CHITNIS X A, GEORGHIOU T, STEVENTON A, et al. Effect of a home-based end-of-life nursing service on hospital use at the end of life and place of death: A study using administrative data and matched controls ［J］. BMJ Supportive & Palliative Care, 2013, 3 (4): 422-430.

［84］ FUKUI S, YAMAMOTO-MITANI N, FUJITA J. Five types of home-visit nursing agencies in Japan based on characteristics of service delivery: Cluster analysis of three nationwide surveys ［J］. BMC Health Services Research, 2014, 14: 644.

［85］ AGOSTI M T, ANDERSSON I, EJLERTSSON G, et al. Shift work to balance everyday life: A salutogenic nursing perspective in home help service in Sweden ［J］. BMC Nursing, 2015, 14 (1): 2.

［86］ BOGAISKY M, DEZIECK L. Early hospital readmission of nursing home residents and community-dwelling elderly adults discharged from the geriatrics service of an urban teaching hospital: Patterns and risk factors ［J］. Journal of the American Geriatrics Society,

2015, 63 (3): 548-552.

[87] BRITTO F A, MARTINS T B, LANDSBERG G A P. Impact of a mobile health aplication in the nursing care plan compliance of a home care service in Belo Horizonte, Minas Gerais, Brazil [J]. Studies in Health Technology and Informatics, 2015, 216: 895.

[88] CHEN C C, YAMADA T, NAKASHIMA T, et al. Substitution of formal and informal home care service use and nursing home service use: Health outcomes, decision-making preferences, and implications for a public health policy [J]. Frontiers in Public Health, 2017, 5: 297.

[89] JOE A, DICKINS M, ENTICOTT J, et al. Community-dwelling older women: The association between living alone and use of a home nursing service [J]. Journal of the American Medical Directors Association, 2020, 21 (9): 1273-1281 (e2).

[90] LUKAS H, XU C H, YU Y, et al. Emerging telemedicine tools for remote COVID-19 diagnosis, monitoring, and management [J]. ACS Nano, 2020, 14 (12): 16180-16193.

[91] HINCAPIÉ M A, GALLEGO J C, GEMPELER A, et al. Implementation and usefulness of telemedicine during the COVID-19 pandemic: A scoping review [J]. Journal of Primary Care & Community Health, 2020, 11: 2150132720980612.

[92] GAREEV I, GALLYAMETDINOV A, BEYLERLI O, et al. The opportunities and challenges of telemedicine during COVID-19 pandemic [J]. Frontiers in Bioscience (Elite Edition), 2021, 13 (2): 291-298.

[93] COLBERT G B, VENEGAS-VERA A V, LERMA E V. Utility of telemedicine in the COVID-19 era [J]. Reviews in Cardiovascular Medicine, 2020, 21 (4): 583-587.

[94] BOKOLO A J. Exploring the adoption of telemedicine and virtual software for care of outpatients during and after COVID-19 pandemic [J]. Irish Journal of Medical Science (1971-), 2021, 190 (1): 1-10.

[95] DORAISWAMY S, ABRAHAM A, MAMTANI R, et al. Use of telehealth during the COVID-19 pandemic: Scoping review [J]. Journal of Medical Internet Research, 2020, 22 (12): e24087.

[96] DAVID K B, SOLOMON J K, YUNUSA I, et al. Telemedicine: An imperative concept during COVID-19 pandemic in Africa [J]. The Pan African Medical Journal, 2020, 35 (Suppl 2): 129.

[97] RAPARIA E, HUSAIN D. COVID-19 launches retinal telemedicine into the next frontier [J]. Seminars in Ophthalmology, 2021, 36 (4): 258-263.

[98] BRUNET F, MALAS K, DESROSIERS M E. Will telemedicine survive after COVID-19? [J]. Healthcare Management Forum, 2021, 34 (5): 256-259.

[99] WITKOWSKA-ZIMNY M, NIERADKO-IWANICKA B. Telemedicine in emergency medicine in the COVID-19 pandemic-experiences and prospects: A narrative review [J]. International Journal of Environmental Research and Public Health, 2022, 19 (13): 8216.

[100] BAILO P, GIBELLI F, BLANDINO A, et al. Telemedicine appli

cations in the era of COVID-19: Telesurgery issues [J]. International Journal of Environmental Research and Public Health, 2021, 19 (1): 323.

[101] SOLIMINI R, BUSARDÒ F P, GIBELLI F, et al. Ethical and legal cha-llenges of telemedicine in the era of the COVID-19 pandemic [J]. Medicina (Kaunas, Lithuania), 2021, 57 (12): 1314.

[102] KAPLAN B. Revisiting health information technology ethical, legal, and social issues and evaluation: Telehealth/telemedicine and COVID-19 [J]. International Journal of Medical Informatics, 2020, 143: 104239.

[103] NANDA M, SHARMA R. A review of patient satisfaction and experi-ence with telemedicine: A virtual solution during and beyond COVID-19 pandemic [J]. Telemedicine Journal and e-Health: the Official Journal of the American Telemedicine Association, 2021, 27 (12): 1325–1331.

[104] KINOSHITA S, KISHIMOTO T. Current status and challenges of the dissemination of telemedicine in Japan after the start of the COVID-19 pandemic [J]. Telemedicine Journal and e-Health: the Official Journal of the American Telemedicine Association, 2022, 28 (8): 1220–1224.

[105] MIYAWAKI A, TABUCHI T, ONG M K, et al. Age and social disparities in the use of telemedicine during the COVID-19 pandemic in Japan: Cross-sectional study [J]. Journal of Medical Internet Research, 2021, 23 (7): e27982.

［106］ CHU C, CRAM P, PANG A, et al. Rural telemedicine use before and during the COVID-19 pandemic: Repeated cross-sectional study ［J］. Journal of Medical Internet Research, 2021, 23 (4): e26960.

［107］ KINOSHITA S, CORTRIGHT K, CRAWFORD A, et al. Changes in telepsychiatry regulations during the COVID-19 pandemic: 17 countries and regions' approaches to an evolving healthcare landscape ［J］. Psychological Medicine, 2022, 52 (13): 2606－2613.

［108］ QIAN L, SY L S, HONG V, et al. Disparities in outpatient and telehealth visits during the COVID-19 pandemic in a large integrated health care organization: Retrospective cohort study ［J］. Journal of Medical Internet Research, 2021, 23 (9): e29959.

［109］ HASSAN A, MARI Z, GATTO E M, et al. Global survey on telemedicine utilization for movement disorders during the COVID-19 pandemic ［J］. Movement Disorders: Official Journal of the Movement Disorder Society, 2020, 35 (10): 1701－1711.

［110］ BAJOWALA S S, MILOSCH J, BANSAL C. Telemedicine pays: Billing and coding update ［J］. Current Allergy and Asthma Reports, 2020, 20 (10): 60.

［111］ MINER H, FATEHI A, RING D, et al. Clinician telemedicine perceptions during the COVID-19 pandemic ［J］. Telemedicine Journal and e-Health: The Official Journal of the American Telemedicine Association, 2021, 27 (5): 508－512.

[112] MOHAMMED H T, HYSENI L, BUI V, et al. Exploring the use and challenges of implementing virtual visits during COVID-19 in primary care and lessons for sustained use [J]. PLoS One, 2021, 16 (6): e0253665.

[113] WALI S, GUESSI MARGARIDO M, SHAH A, et al. Expanding telemonitoring in a virtual world: A case study of the expansion of a heart failure telemonitoring program during the COVID-19 pandemic [J]. Journal of Medical Internet Research, 2021, 23 (1): e26165.

[114] STIFANI B M, SMITH A, AVILA K, et al. Telemedicine for contraceptive counseling: Patient experiences during the early phase of the COVID-19 pandemic in New York city [J]. Contraception, 2021, 104 (3): 254-261.